京城四大家医案选注

主编　耿嘉玮　李冬梅

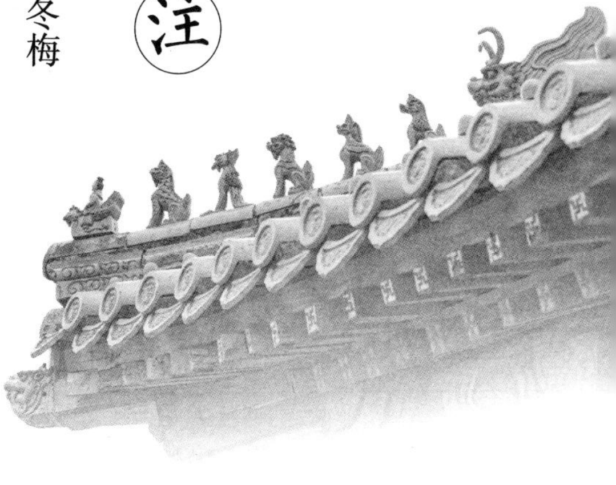

全国百佳图书出版单位
中国中医药出版社
·北　京·

图书在版编目（CIP）数据

京城四大家医案选注 / 耿嘉玮，李冬梅主编 .—北京：中国中医药出版社，2021.7

ISBN 978 – 7 – 5132 – 6915 – 5

Ⅰ . ①京…　Ⅱ . ①耿… ②李…　Ⅲ . ①医案－汇编－中国－现代　Ⅳ . ① R249.7

中国版本图书馆 CIP 数据核字（2021）第 059051 号

中国中医药出版社出版

北京经济技术开发区科创十三街 31 号院二区 8 号楼

邮政编码　100176

传真　010-64405721

保定市西城胶印有限公司印刷

各地新华书店经销

开本 880 × 1230　1/32　印张 5　字数 92 千字

2021 年 7 月第 1 版　2021 年 7 月第 1 次印刷

书号　ISBN 978 – 7 – 5132 – 6915 – 5

定价　48.00 元

网址　www.cptcm.com

服务热线　010-64405720

购书热线　010-89535836

维权打假　010-64405753

微信服务号　zgzyycbs

微商城网址　https://kdt.im/LIdUGr

官方微博　http://e.weibo.com/cptcm

天猫旗舰店网址　https://zgzyycbs.tmall.com

如有印装质量问题请与本社出版部联系（010-64405510）

《京城四大家医案选注》

编 委 会

主　编　耿嘉玮　李冬梅

副主编　宗文静　申晓伟　李同达　赵凯维

编　委（以姓氏笔画为序）

刘先利　许继文　李皓月　张　敏

张玉辉　陈志威　范逸品

路序

医之有案，如史之有传。医案之作，自《史记》始，已两千余年。期间不啻众名医之验案流传，片羽吉光，珍为秘笈。其济世之心、运术之法，实乃宝贵遗产，对中医理论传承、发展可谓功不可没！

京城四大名医在20世纪30年代已享誉华夏。萧先生“不为良相，便为良医”，悬壶济世，从“息翁”到“不息翁”，誉满京华。孔先生为儒学大医，仁心仁术，兴教育医，薪火传承，擅治温热病，被誉为“石膏孔”。施先生攻克顽疾，自成一派，拳拳赤子，忧心国医，逢盛世献方，享誉京城。汪先生仁术济世，慈心救人，兴教育人，擅长时令病和肠胃病，其用药特色有

“繁花似锦”之说。四位大家继承创新，会通中西，不仅医术高超，普救含灵之苦，还忧心中医之存亡，兴办教育，培养了大批优秀人才，桃李满天下！他们是医道的高峰，亦是医德的表率！其留于世间之诊集，弥足珍贵。匆匆间，先生们已离去数十载。马首难瞻，后学尝有未得亲炙之憾！得四家验案，博以求约，信而有征，后之学者，按图而索，一隅三反，观摩借镜，为之大慰！

京城名医馆与四位先生渊源颇深，自创立之日，先后聘请了近30位京城名医，聚集京城御医传人和四大名医在20世纪30年代创办的北平国医学院、华北国医学院的所传弟子，以及南方调入北京的中医名家，在京形成了“南北呼应，名医荟萃，流派纷呈”的学术特点。在各级领导的关心、支持下，京城名医馆近年来在燕京学派医家传承研究工作中积累了较多经验，在“传”与“承”中不断探寻名家学术传承新路径。

《京城四大家医案选注》一书由北京市鼓楼中医医院李冬梅等主编，以外感、内伤、妇科疾病为纲，以四家或三家验案为目，精心择选先生们之临证验案，深究处方用意之所在，欲将各家审脉、辨药、慎思之精妙呈于读者，以触类充识，传承精粹，启迪后学。书稿又受到中国中医药出版社有关负责同志的大力支持，不失为对中医名家经验传承、弘扬的新建树，是为序。

[illegible] 路志正

辛丑春月

曹序

医案是医者记录诊疗过程的载体，是医者辨证论治、处方用药与病患用药后疗效反应的真实辑录，也是反映医者医疗水平与把握疾病证治规律的有效形式。如何读懂医案，从医案中的获取真实、有效的诊疗思路、临床经验，是每一个临床医生提高防病治病能力的迫切需求。

医案的辑录形式不一，喻嘉言《寓意草》夹叙夹议，思路明晰，若非医者亲自撰写，很难写出其中味道；江瓘《名医类案》将众多医家医案按疾病分类汇编，同种疾病收录多位医家医案，有利于开阔思路，融会众长。叶天士《临证指南医案》是由弟子集泽而成，所集医案大多有处方、无药量，病情描述比较简单，或一诊而终，如果没有深厚的临床积淀，很难理解其奥妙。

民国时期，北京名医聚集，其中有四位名医脱颖而出，成为京城杰出中医的代表——萧龙友、施今墨、孔伯华、汪逢春，四位先贤或弃政从医，或是名师之后，具有广泛的社会影响。他们成为四大名医不仅因为医术高超、医德高尚，还因为在当时的社会环境下，他们为中医发展尽心竭力，创办学校，培育人才等的突出业绩。我们学习研究他们的宝贵临床经验，更应敬仰他们“追求卓越”的学术精神和传承发展中医的责任与担当。

本书采用《名医类案》汇编模式，选择10种常见病，每种疾病选编四大名医的代表医案，并对医案的辨证处方讨论分析，以便于读者能够更清晰地读懂医案，把握名医诊疗思维与智慧。同时将四大名医对疾病认识发表过的论述和体会摘录在医案前，以使读者的学习思路更加连贯而吸取其精华。本书非常适合在校学生与年轻中医研读，思索医案的诊疗优势与特色，学习和继承四大名医的诊疗经验，从而有效提高防病治病能力，为民众健康服务，故欣然为序。

曹洪欣

（中国中医科学院原院长、首席研究员、博士生导师）

2021年4月26日

前言

名老中医经验传承是中医学传承的核心内容之一，也是传承的一条捷径。近30年来，国家对中医药传承尤其名老中医传承工作非常重视，陆续出台了方针政策，多年来对名医经验传承的探索工作也取得了丰硕成果。

名老中医对中医理论体系有其独到的见解，名医经验来源于其对中医学理论体系的领悟与创新，是临床经验的总结，对名医经验的把握更应该注重名老中医思维认知方式的传承。而传承的方法与路径多种多样，在定性研究模式的开拓与创新中，对医案的研究应该是一把“钥匙”。

章太炎说：“中医之成绩，医案最著，学者欲求前人之经验心得，医案最有线索可寻，循此钻研，事半功倍。”很多名老中医的验案保存了其灵思妙悟，切实的疗效记录及经验教训，为中医学保存了丰富而珍贵的临床资料，是一笔宝贵的遗产，更为传承、弘扬名老中医学术经验提供了鲜活素材。

对名医经验的传承研究是京城名医馆的重要工作之一。“名医馆”自创立之日起，得到了党和国家的高度重视，多年来在国家中医药管理局、北京市中医管理局、鼓楼中医医院各级领导的关怀、支持下，着力突出“学科健全，特色明显，名医集聚”的建设方针，逐步推进名医工作站、工作室的继承与创新，探索名医经验传承的模式和路径。近年来，推进名医的学术成就、经验、学术思想、专题讲座、示范诊疗过程及手法全程记录工作，将名医的学术思想和临床经验尽可能全面、有效、真实、客观地保留。同时，工作站、工作室还会将名医的临床诊治经验进行系统整理，使其上升为理论、科研思路及著作，供中青年医生随时查阅、学习，使他们从中获得知识，得到启迪。“名医馆”将继续引进获得过国家或市级“名老中医”称号的新的名医，充实“名医馆”。“名医馆”将逐步建成培养中医高级人才的平台，在完善平台建设同时，探索医、教、研三位一体的传承模式，以求临床助科研，科研促临床，更好地面向需求，服务民众。

近年来，京城名医馆承担国家、北京市、东城区多项“名家经验传承”研究项目，尤其在进行“燕京学派名医经验传承研究”中，我们体会到对“京城四大名医”这个特殊群体研究的重要性。特别是在梳理、研究中，我们接触到很多珍贵的医案，如果能以一种新的视角对四家医案进行整理、编辑，或可从不同角度为传承名家经验开拓思路。因此，研究团队尝试以疾病为纲，以名家医案为目进行整理工作，以各家专著、医话、门人弟子专著及后世整理刊出的四大家医案选集如《北平四大名医医案选集》等作为底本资料，搜罗整理了外感病、心血管等内科疾病、月经不调等妇科疾病验案，遴选时尽可能选择四家或三家皆有验案之病种，编辑成册。为突出医案原貌，保留原案所载剂量“两”“钱”，并未进行现代剂量换算。编者怀着对先辈的敬畏，尝试对所录医案进行粗略分析，或一方一药、一脉一法，以期解析名家之巧思，治疗之宗法。

本书各部分内容既自成体系，又独立成篇，中医学的理、法、方、药贯穿其中，名家原创理论思维隐现其内。

谨以此书向名家致敬，因专业、精力等局限，管窥蠡测，不当之处、言犹未尽者尚多，希望与同道和读者切磋！

本书在编写过程中，自始至终得到北京市鼓楼中医医院各级领导的鼓励和支持；中国中医药出版社的支持使得本书顺利脱稿付印，在此一并致以诚挚的谢意！

编者

2021 年 3 月

目录

外感病

咳嗽

心悸

胃　痛

黄　疸

消　渴

头　痛

中　风

痹　病

月经不调

外感病

一、文献记载

解表法指针对外感病症所采取的治疗方法，传统的分类包括辛凉解表、辛温解表、和解等方法。然而在临床应用中，根据病症的千差万别，医家师承及地域环境的不同，解表法在临床上的应用也有很大差别。

外感病指感受触冒风邪所导致的疾病，临床表现为鼻塞、流涕、喷嚏、咳嗽、头痛、恶寒、发热、全身不适等症状，四季均可发生，以春、冬季多见。

古代医家对于感冒和解表法的论述颇丰，深入阅读和理解古代文献或有助于我们更深层次地把握四大家对解表法的运用规律和遣药思路。

《素问·热论》云："先夏至日者为病温，后夏至日者为病暑。"

《四圣悬枢》云："秋冬感冒，名曰伤寒，春夏感冒，名曰温病。病于春者谓之温，病于夏者谓之热，温热同病，因时异名，《素问·热论》：'先夏至日者为病温，后夏至日者为病暑是也。'四时之候，秋凉冬寒，春温夏热，约而言之，不过阴阳，阴阳之气不过寒热。寒盛于冬，热盛于夏，秋之凉者，将寒而未寒也，春之温者，将热而未热也。感于冬者，谓之伤寒，感于夏者，谓之病热，感秋之凉，轻于伤寒，而实伤寒之属也，故秋冬之感证，统曰伤寒，春夏之感证，统曰温病。仲景之言伤寒，兼秋月之伤凉也，《素问》之言热病，兼春月之病温也。"

《医方集解·发表之剂》云："发者，升之、散之、汗之也；表者，对里而言也。三阳为表，三阴为里，而太阳为表之表，阳明为表之里，少阳为半表半里也。邪之伤人，先中于表，以渐而入于里，始自太阳，以及汗之误补筋脉。"

《素问玄机原病式·热类》云："身热恶寒，此热在表也。邪热在表而浅，邪畏其正，故病热而反恶寒也。或言恶寒为寒在表，或言身热恶寒为热在皮肤，寒在骨髓者，皆误也。仲景法曰：'无阳病寒，不可发汗。'又言：'身热恶寒，麻黄汤汗之。汗泄热去，身凉即愈。'"

《医宗金鉴·删补名医方论》云："东南地土卑湿，凡患感冒，辄以伤寒二字混称。不知伤者，正气伤于中，寒者，寒气客于外，未有外感而内不伤者也。仲景医门之圣，立法高出千古，其言冬时严寒，万类深藏，君子固密，不伤于寒。触冒之者，乃名伤寒，以失于固密而然。可见人之伤寒，悉由元气不固，肤腠之不密也。昔人常言伤寒为汗病，则汗法其首重矣。然汗之发也，其出自阳，其源自阴，故阳气虚，则营卫不和而汗不能作；阴气弱，则津液枯涸而汗不能滋。但攻其外，罔顾其内可乎？”

二、各家诊疗特色

传统上，辨证方法有病因辨证中的六淫辨证与疫疠辨证，还有六经辨证、卫气营血辨证、三焦辨证。运用以上辨证方法时，首先应分辨疾病是否是疫疠，其次分辨六淫邪气。六淫之邪又可分为寒温两大类，属风寒者用六经辨证方法，属温热者，可选用卫气营血或三焦辨证方法。疫疠之邪也往往有季节性，或与气候变化有关，故亦可运用寒温两类辨证方法结合起来进行辨证，辨证方法的不同决定了不同的治疗方案。综观萧、孔、施、汪四氏的共同特点，即他们的理论功底极其扎实深厚，临床上对以上的辨证方法信手拈来，时而在同一医案中运用两种以上的辨证方法，不拘泥古方，但是几乎每个医案中都有古方的影子，化裁应用灵活变通，常常达到一两剂药即能转变全局的功效。

然而萧、孔、施、汪四氏分别来自不同地域，师承也各不相同，医案行文、用药特色都有很大差别，如治疗外感疾病，萧氏时时顾护正气，孔氏擅用清凉（有“孔石膏”之称），施氏善用对药，重视气机条畅，消导与解表同用，汪氏师法吴门，量小轻柔。这些特色均在医案中凸显，每味药的安排都独具匠心。

以下是四家对外感病治疗的心得阐述，特摘录如下。

夫外感温热病者，必先赖于体内之郁热伏气而后感于天地疠气淫邪而成，况乎六淫之风、寒、暑、湿、燥，五气皆可化火，然又皆附于风。风者四时皆有，善行而数变，百病之长也。然则《素问·生气通天论》有云："肉腠闭拒，虽有大风疴毒，弗之能害。"是以内因之郁热伏气乃外感温热发病之本也。叶香岩曰："温邪上受，首先犯肺，逆传心包。"此说既本诸经旨而又有所阐发。盖因郁热伏气轻者，则温邪上受，首先犯肺，此时病邪在表，投以辛凉解表之轻剂即可迎刃而解。若郁热伏邪气盛，或初感解之未当，及误治误补使邪内陷者，即可逆传心包，此时病已入里，投以辛凉祛邪之重剂即可效如桴鼓。若邪为湿固，热深厥亦深者，临证中反见阴象，此热极似寒之假寒也，倘辨证不清，误用热药，必使立毙，然则只设凉化寒凝之品，不唯温热不得解，反使邪愈加闭固，轻者废，重者不治，此时必施以辛凉清热，渗化湿邪之法，佐芳香辛散之味，以攘开其湿邪外围，不使湿热相搏而直捣其巢穴，则固邪易解，热退厥除，病可瘥也。

——《孔伯华医案》

余览《温热经纬·外感湿热篇》王孟英氏注云："凡温病初起发热而微恶寒，邪在卫分；不恶寒而恶热，小便色黄，已入气分矣；若脉数舌绛，邪入营分；若舌深绛，烦扰不寐，或夜有谵语，已入血分矣。"于此可知叶氏所指卫气营血，乃是说明外感温病轻重时期之不同，病势深浅之不同，其意并非病邪真入营、入卫、入气、入血也，要在示人以辨明表里浅深及治疗缓急先后之门径耳，自谓“伤寒六经由表入里，由浅及深，须横看”，彼之三焦论治是“由上及下，亦由浅入深，须竖看，与《伤寒论》为对待文字，有一纵一横之妙”。唯察《温病条辨》内容，概指心肺属上焦，脾胃属中焦，肝肾属下焦，就其辨证用药而细析之，其所指之上焦温病、中焦温病、下焦温病者，亦不过是说明温病之轻重深浅而已，非病邪果真严格据于上焦、中焦、下焦也。观夫上焦所现之症，中焦亦有之，中焦所用之药，下焦亦用之，界限之混淆不清，可以知之矣，此等处必须灵活着眼，参机应变，勿拘执也。

——《孔伯华医案》

外感病治疗表里辨证对于外感病来说至关重要。施氏认为，外感病为外邪入侵，“必予出路，万不可闭门逐寇！其出路有三，即汗与二便。在表多以汗解，在里多以二便而清，因此分清表里最为重要。而过汗则伤津，过下则正衰”。至于“外感热性病多属内有蓄热，外感风寒，治疗时应既解表寒又清里热，用药时表里比重必须恰当”。在此基础上，其创治外感病的七解三清、六解四清、半解半清、三解七清等法，强调“虽说个人杜撰，但在临床中亦示明表里比重关系至切，较为实用”。

——鲁兆麟《中医各家学说》

春气温和，夏气暑热，秋气清凉，冬气冷冽，此四时之正气，若气不适其候，正不御其邪，皆能为患，故四季均有外感病。然分其大类不外风寒与温热二者，其中又可再分传染性及非传染性两种，如流脑、乙脑、伤寒、猩红热、麻疹等皆属传染性者，如感寒、中暑等则为非传染性者。余意不论其为外感风寒或温热，不论其为传染性或非传染性，必须外因内因结合起来看，六淫疫疠之邪皆为外因，若单纯外因亦不均能致病。

——祝谌予《施今墨临床经验集》

三、医案选注

1. 萧案

（1）杨男，六十七岁，一九五零年二月十三日。

脉弦滑而微数，来往不匀，舌质红而苔灰黄垢腻，时有谵语，面色不荣，不时呛咳，痰多而黄稠，身热见汗不退。此乃积食太久，发为内热，已成夹食伤寒之证。病经月余，其势匪轻，法当标本兼治，以清理肺胃、疏导膀胱为治。

空沙参四钱，肥知母三钱，川贝母三钱，天花粉三钱，醋青蒿二钱，苦杏仁三钱（去皮尖端），酥鳖甲三钱，沉香曲三钱（布包），真郁金三钱，嫩白前二钱，炒栀子二钱，粉丹皮三钱，酒黄芩柏各二钱，天水散四钱（布包），生荸荠五枚捣，生梨皮一具。

二诊，二月十四日。

脉尚弦数，舌苔黄厚垢腻，乃胃火极重，食滞未化之象。服前方身热已退，谵语已止，大便未行，小溲黄短，内热尚重，当依昨法加减，仍宜小心将护。

北沙参四钱，肥知母三钱，川贝母三钱，五味槟榔三钱（布包），天花粉四钱，炒栀子三钱，粉丹皮三钱，建神曲三钱布包，生稻芽、熟稻芽各三钱，酒黄芩四钱，真郁金三钱，焦鸡内金三钱，肉苁蓉四钱，火麻仁四钱，干生地黄四钱（砂仁二钱研拌），天水散四钱（布包），生荸荠五枚（捣），生藕节五枚。

三诊，二月十五日。

药后病无出入，昨方加忍冬藤四钱，山楂炭三钱，再进。

四诊，二月十六日。

据述服改方后各病皆轻，唯大便未通，小溲仍红。内热未化，法当从此消息。

北沙参四钱，麻仁滋脾丸四钱（布包），肉苁蓉四钱，郁李仁四钱，五味槟榔三钱（布包），忍冬藤五钱，生山楂三钱，焦鸡内金三钱，炒栀子三钱，粉丹皮三钱，酒黄芩柏各三钱，甘草梢三钱，生荸荠五枚（捣）。

五诊，二月十七日。

据述药后大便仍未行，小溲色红而短，所幸夜能安眠，但醒后仍发昏眩，谵语又作。内热太甚，法当清化。

生石膏五钱（先煎），南沙参四钱，肥知母三钱，川贝母三钱，酒黄芩柏各三钱，苦杏仁三钱，苦桔梗三钱，肉苁蓉五钱，火麻仁五钱，郁李仁四钱，粉丹皮三钱，生栀子三钱，细生地五钱，金银花四钱，净连翘三钱，龙胆一钱，甘草梢二钱，朱灯心三十寸。

六诊，二月十八日。

内滞太久，中气不足，不能推动大便下行，小溲仍短而红，胃热太甚，时有谵语，睡起发昏，精神疲乏，病势匪轻，不可大意，宜小心将护。

北沙参五钱，朱茯神四钱，肉苁蓉四钱，麻仁滋脾丸三钱（布包），生、熟稻芽各三钱，沉香曲三钱（布包），焦鸡内金三钱，细生地五钱，忍冬藤四钱，净连翘三钱，朱天冬四钱，益元散四钱（布包），生藕节五钱。

按：脉象弦滑微数，为热郁于内，往来不匀则正气已伤，而病经月余，此时邪气盘踞日久。舌红苔灰黄垢腻，痰多而黄稠，身热见汗不退，有形实热难以表解，兼有谵语，面色不荣，心络受损，颇为棘手。

萧氏以为夹食伤寒之证。何廉臣云："凡外感时证，夹食最多。不但正伤寒为然，如初起头痛身热，不论恶风恶热，即见胸前大热，颅胀腹满，按之痛，或呕逆，或腹痛，皆是外感夹食之候。"（《增订通俗伤寒论》）治以经腑两通，一诊清滋凉散，达邪外出，以经为主，方以青蒿鳖甲汤透邪外出，栀子、黄芩、黄柏直折火势，天水散与青蒿鳖甲汤开鬼门，洁净府，上开肺窍，下导膀胱，引邪外出，以川贝母、杏仁、白前化痰宣肺止咳，沙参、生荸荠、梨皮清润肺胃，沉香曲降肺气，化滞气，与白前等升降相因；二诊，因正气已亏，不能透散太过，中病即止，大剂消导，以腑为主，又加入肉苁蓉四钱补少火以生气，兼可通便。后皆依此法出入。

（2）张男，三十一岁。

脉微见弦滑，舌苔薄黄，略感外邪，致周身不适，倦怠不安，胸胁作痛，中气较短，小溲有余沥不尽，法当标本兼治。

空沙参四钱，生桑枝四钱，老苏梗二钱，抱木茯神四钱，桑寄生四钱，北五味一钱，苦杏仁二钱（去皮尖），制乳没各三钱，当归须四钱，炒栀子三钱，牡丹皮三钱，甘草梢三钱，鲜生姜一片，大红枣三枚。

二诊，九月九日。

脉略见平，服前方甚安，唯中气较短，胸胁作痛，肢体困乏劳累，睡后亦不解乏。此乃中虚之象，阴虚生内热，故见发冷，乃热深厥深之候，法当从本治。

台党参四钱，老黄芪四钱，老桂木二钱，土炒白芍四钱，朱茯神四钱，制乳香、制没药各二钱，当归身二钱，北五味一钱（打），山茱萸四钱（去核），干地黄四钱（砂仁二分研拌），夜交藤五钱，炙甘草二钱，鲜生姜一片，大红枣三枚。

按：脉微则气虚，弦滑则邪实，舌苔薄黄，幸未深入，较前案病情尚浅。邪郁肌表故周身不适，正郁不伸故倦怠不安、中气短，邪正相争故胸胁作痛，中气短、溲不利为气化失利。萧氏先以清肺通络之品疏达邪气，继以甘温酸涩固养营卫，北五味子之用尤耐寻味。

2. 孔案

（1）傅妇，六月十五日。

内蓄湿热，兼感邪袭，经治解之未净，头晕，微有潮热，口不清爽，脉弦滑，宜清凉和化。

生石膏六钱，薄荷钱半，嫩桑枝六钱，知母三钱，川黄柏三钱，全瓜蒌八钱，莲子心三钱，鲜芦根一两，杏仁泥二钱，滑石块四钱，龙胆三钱，地骨皮三钱，苏子霜钱半，川牛膝三钱，鲜荷叶三钱，紫雪丹四分（冲入）。

按：湿热外感最是缠绵难愈，孔氏以清凉和化为则，蕴意颇深。湿热蕴内，蒸腾气郁，难以外达，以滑石、芦根、荷叶、杏仁、苏子等物化湿泄浊，浊去则气通，气通则郁解，再以石膏、薄荷、地骨皮、荷叶之凉散，知母、黄柏、莲子心、龙胆、紫雪丹之清降，则邪留无地。桑枝、牛膝之用，或有湿痹，案中未明言。

（2）徐男，七月二十七日。

热蓄于中，兼感时邪，服药未当，迄未得解，寒热未除，口渴喜饮，舌苔黄燥，脉象滑数而大，亟宜清疏凉解。

生石膏一两，莲子心二钱，龙胆钱半，青竹茹五钱，鲜芦根一两，焦栀子三钱，全瓜蒌四钱，滑石块四钱，忍冬花四钱，青连翘三钱，生知母二钱，生黄柏二钱，冬桑叶三钱，鲜荷叶一个，藕一两，鲜九节菖蒲根三根，紫雪丹四分（分冲）。

按：素有热而感邪，两阳相搏，热势必炽，耗损阴津，故口渴喜饮，舌苔黄燥。热淫于内，虽兼表邪，若过用辛味，恐热火相煽，若直以清凉，恐有寒遏之弊。孔氏治以清疏凉解，以清疏薄味之品如薄荷、连翘、桑叶、荷叶疏散表邪，再以石膏、莲子、龙胆、知母、黄柏、栀子、紫雪丹等折火清热，再以竹茹、滑石、石菖蒲等化湿浊，进而调畅中焦气机，芦根、鲜藕之凉润，使窍闭开，津液通，正气复。

（3）吴女，八月十八日。

初以内蕴湿热，兼外邪客之，风热相搏，遂致头胀痛，咳嗽鼻塞声重，咽痛口渴，思冷饮，发热而微恶风，痰涎壅盛，大便秘，小便赤，舌苔黄腻，脉浮数。亟宜辛凉清解，以肃肺络。

鲜芦根一两，生石膏一两，金银花三钱，连翘三钱，杏仁泥三钱，薄荷叶钱半（后煎），苏子霜钱半，条黄芩二钱，板蓝根三钱，辛夷花二钱，鲜荷叶一张，全瓜蒌六钱，玄明粉一钱（拌），紫雪丹六分（冲服）。

二诊，八月二十日。

据述服第一剂后，寒热之象随汗而解，再服头痛、咳嗽、咽痛均安，大便已下，鼻塞亦通。唯痰液黄黏而盛，舌苔垢腻，脉尚弦滑。此滞热未清，肺胃仍未清肃之征也，再进清热导滞之法。

条黄芩二钱，生石膏六钱（先煎），鲜石斛五钱，青竹茹四钱，焦栀子三钱，川黄柏三钱，全瓜蒌五钱（玄明粉二钱拌），生知母三钱，黛蛤粉五钱（布包先煎），枳实二钱，生滑石块四钱，莱菔子四钱，鲜藕二两，莲子心一钱五分，苏子霜二钱。

按：痰涎壅盛，便秘溲赤，舌苔黄腻，痰热无疑。头胀鼻塞声重，发热恶风，脉浮数，为风热外感。肺与大肠相表里，下窍不通，肺络难肃。孔氏仿银翘散、宣白承气汤之意，以金银花、连翘、薄荷、辛夷花、荷叶宣通肺窍，石膏、黄芩、板蓝根、紫雪丹清降肺热，杏仁、紫苏子、瓜蒌化痰热，兼可助玄明粉泄热通便。故一剂而邪解，再则肠腑通，肺热清，有形痰热难以骤化，故二诊以化痰清热。

3. 施案

（1）邓女，四十一岁。

感冒两日，鼻塞声重，流涕，咽痛咳嗽，痰吐不爽，身痛不适，舌苔正常，脉浮数。

炙前胡二钱，白苇根五钱，金银花二钱，炙白前二钱，白茅根五钱，忍冬藤二钱，炙苏子二钱，苦桔梗二钱，牛蒡子二钱，轻马勃二钱，黛蛤散二钱（同布包），炒杏仁二钱，冬桑叶六钱，薄荷梗二钱，青连翘三钱，嫩桑枝六钱，凤凰衣三钱，粉甘草钱。

按：本案是比较典型的感冒症状，感冒两日，邪气正炽，外闭肌腠肺窍，内化痰火。施氏以银翘散、翘荷汤、桑杏汤、桔梗汤、黛蛤散合方化裁，其中前胡、桑叶、连翘、忍冬藤、薄荷梗、桑枝清宣肺气，兼达表邪；桔梗、牛蒡子、马勃清热利咽；紫苏子、桔梗、杏仁化痰行气止咳；白苇根、白茅根清润化痰；白前、前胡宣肺止咳；凤凰衣、甘草护胃益中，处方老道，中正平和。

（2）赵男，二十余岁。

身体素健，前日感受风寒，发热三十九度五，头痛，身痛，四肢酸楚，胸闷，食欲不振，大便干，小便赤，拟用退热祛风法。

鲜苇根两，鲜茅根五钱，桑叶二钱，桑枝八钱，蔓荆子、白僵蚕各钱半，薄荷梗钱半，栀子四钱，淡豆豉四钱，苦桔梗钱半，白杏仁二钱，薤白二钱，青连翘三钱，忍冬藤四钱，炒荆芥穗钱半，枳壳钱半。

二诊，服药后，热退，痛除，唯食欲仍未思进，头时晕沉，拟清内热，调胃肠法。

厚朴花、代代花各钱半，酒条芩二钱，赤茯苓三钱，赤芍药二钱，佩兰叶三钱，焦内金三钱，炒谷芽、炒麦芽各三钱，苦桔梗钱半，炒枳壳钱半，白杏仁二钱，薤白头二钱，青连翘三钱，天花粉二钱。

按：风寒感冒，入里化热，胃气已伤。荆芥穗、淡豆豉、蔓荆子辛温解表；二根、二桑、薄荷梗辛凉微透；连翘、忍冬藤、栀子、僵蚕清热泻火；桔梗、枳壳、杏仁、薤白宽胸理气化痰；二根又可益肺胃之津，合枳壳开达胃气。本方立足于清透，用药平和，对药信手拈来，极具特色。二诊以厚朴花、代代花理气开胃，焦内金、炒谷芽、炒麦芽消食化滞，黄芩、佩兰清热化浊醒胃，另加清热利湿之品，以继后效。

（3）张男，五十岁。

一周前，晚间外出沐浴，出浴室返家途中即感寒风透骨，汗闭不出，当夜即发高烧，鼻塞声重，周身酸楚。服成药，汗出而感冒未解，寒热日轻暮重，口干，便结，胸闷不欲食，舌苔黄厚，脉洪数有力。

杭白芍三钱，桂枝钱半同炒，淡豆豉三钱，酒条芩二钱，炒栀子二钱，紫油朴钱半，全瓜蒌七钱，炒枳壳钱半，杏仁泥三钱，薤白头三钱，苦桔梗钱半，白茅根五钱，炙草梢钱，白茅根五钱，大红枣三枚，鲜生姜三片。

按：患者沐浴后腠理开而中风寒，汗闭不出，发热，周身酸痛，根据《伤寒论》第三十五条“太阳病，头痛发热，身疼腰痛，骨节疼痛，恶风，无汗而喘者，麻黄汤主之”，应用麻黄汤发表，然而其服成药发汗未解，故应为营卫不和，而非表实证，并且沐浴后感受风寒用桂枝汤治疗已有先例。兼口干、便秘，苔黄厚，脉洪数有力，为痰热郁闭。施氏以桂枝汤合栀子豉汤加减表里双解，黄芩、瓜蒌、枳壳、杏仁、桔梗、芦根、白茅根化痰清热，助栀子豉汤清解内热。施氏善用古方，善师古意，信手拈来，随证化裁，颇具匠心。

（4）张男，五十七岁。

身发寒热已二十余日，曾服药发汗，汗出又复畏风，全身倦怠无力，不思饮食，小便黄，量甚少。舌苔薄黄质红，脉弦数。

赤白芍各二钱，川桂枝五分，柴胡钱半同炒，旋覆花二钱，炒半夏曲三钱（同布包），炒香豉二钱，炒知母二钱，川厚朴钱半，炒栀子三钱，煨草果钱半，通草钱半，白芦根四钱，酒黄芩三钱，赤茯苓三钱，白茅根四钱，酒黄连钱半，赤小豆三钱，炙甘草钱。

二诊，药服四剂，寒热大为减轻，周身舒畅，二十余日以来无此佳象。尿量增多，食欲稍好。

赤芍二钱，白芍二钱，银柴胡钱，桂枝五分同炒，旋覆花二钱，炒半夏曲三钱（同布包），车前草二钱，赤茯苓四钱，冬瓜子四钱，车前子二钱，赤小豆四钱，冬葵子四钱，白芦根六钱，炒黄连二钱，炙草梢钱，焙鸡内金三钱，炒谷芽三钱，炒麦芽三钱。

按：寒热反复不退，汗出畏风，根据《伤寒论》第一百四六条“伤寒六七日，发热，微恶寒，肢节烦痛，微呕，心下支结，外证未去者”，辨为太阳少阳合病，处方以柴胡桂枝汤合达原饮加减，疏解少阳，通利三焦，兼清里热，二诊效不更方，仍与柴胡桂枝汤加消导通利之品。

咳　嗽

一、文献记载

咳嗽为肺系疾病的主要症候之一，因肺失宣降，肺气上逆作声，兼有咳吐痰液。虽有“无痰有声为咳，有痰无声为嗽”的区分，但一般痰与声并见，故合称为咳嗽。《素问·宣明五气论》言：“五气所病……肺为咳。”指出咳嗽的主要病位在肺，外邪犯肺可致咳嗽，但其他脏腑功能失调也可以导致咳嗽的发生，故咳嗽一证分为外感、内伤两大类。

外感咳嗽可因起居不慎、寒温失宜，或过度劳累，肺之卫外功能减退诱发，这种因外感而致的咳嗽以感受风邪为主，或夹寒，或夹热，或夹燥；内伤咳嗽总由脏腑功能失衡，内邪干肺所致，或肺系疾病迁延不愈，阴伤气耗，失于肃降，上逆作咳；或饮食不调，嗜烟好酒，熏灼肺胃；或过食肥甘，脾不健运，痰邪上干；或情志不遂，肝失条达，气机不畅，发为咳嗽。无论外邪从外而入，还是自内而发，均可引起肺失宣降，肺气上逆作咳。

咳嗽病位主要在肺，与肝、脾有关，久则及肾。其主要病机为邪犯于内，肺气上逆。肺主气，司呼吸，上连气道，与外界相通，居脏腑之最高位，清轻肃静，不耐邪气，最易受到“风、寒、暑、湿、燥、火”六淫之邪的侵袭。肺脏为了祛除病邪，迫其外达，以致肺气上逆，发为咳嗽。外感咳嗽属实邪，为外邪犯肺，肺气壅遏不畅所致。因寒者，津液凝滞；因热者，蒸液为痰；因燥者，灼津生痰。外邪日久，发生演变，还可出现风寒日久化为郁热、风热伤津等变化。内伤咳嗽，其病机主要为痰与火，痰火互为因果，并推动疾病的进程，痰可郁而化火，火可煎液生痰。反复发作，迁延日久则邪实与正虚并见，但各有侧重，肺脏自病者，多因虚致实，每因肺阴不足导致阴虚火旺，煎灼津液；他脏及肺者，多因实致虚，如湿困中焦，痰湿犯肺，聚湿生痰。外感咳嗽与内伤咳嗽还可相互为病，外感咳嗽迁延失治，损伤肺气，咳嗽屡屡发作，则肺气更伤，逐渐变为内伤咳嗽；内伤咳嗽为肺脏本病，失于卫外，更易受外邪侵袭引发或加重，于气候变化尤为明显。

咳嗽的治疗应分清虚实。因外感者，多为实证，应以祛邪为主，依照其实邪的病理性质分而论治；内伤咳嗽，多为虚证而兼有实邪，追其根本为本虚标实之证，此时应分明主次，本虚为主者，当补益肺气，标实为主者，应祛邪利肺。

根据外感咳嗽和内伤咳嗽的分类，咳嗽的辨证施治分类述之。

因感受风寒，自皮毛和呼吸道感受的邪气内舍于肺，肺失肃降，肺气不宣，津液不化，故咳吐痰液色白质稀。肺之外窍为鼻，风寒外束，故鼻塞流清涕。风寒之邪侵袭体表，卫阳被遏，故头痛恶寒，肢体酸重。舌淡苔薄白，脉浮。治应疏风散寒，宣肺止咳，方用杏苏散化裁。

因外感风热病邪，由呼吸道侵袭于肺者，煎液成痰，故痰液黏稠，色白或黄，咳痰不爽。肺热耗伤阴液，津液受损，故口渴咽痛。邪客肺卫，故发热头痛，但热邪伤人，虽有表证，仅为微恶风寒。苔薄白或薄黄，脉浮数。治以疏风清热、宣肺止咳之法，方用桑菊饮化裁。

因外感风燥之邪，内舍于肺，燥热伤津，故干咳无痰，或痰少黏稠极难咳出。燥邪伤津，有损阴液，故口鼻咽干，舌红少津，苔少，脉细数。治以清肺润燥之法，方用桑杏汤加减。若燥热津伤较甚者，干咳不愈，鼻干口渴，用清燥救肺汤或沙参麦冬汤。

因肝气郁结，气郁化火，肝火灼肺，肺失肃降而气逆咳嗽。肝火上炎，灼伤津液，故面红咽干咽痛。肝脉走行于两胁肋，肝火犯肺，故咳嗽伴有胁肋疼痛。苔薄黄少津，脉弦数，为肝火内盛之象。治以平肝降火，清肺止咳，方用泻白散合黛蛤散加减。

因脾阳不振，聚湿生痰，痰浊上犯于肺，故咳嗽痰多，所谓“脾为生痰之源，肺为贮痰之器”。脾阳衰弱，健运不调，痰湿之邪阻遏上中二焦，故胸闷痞满。痰湿尚未化热，痰多色白，易于咳出。舌淡苔白腻，脉濡滑。治以燥湿化痰之法，方用陈平汤加减。咳甚者，加干姜、五味子、细辛；

痰多者，加莱菔子、白芥子。痰浊日久，郁而化热，则痰稠色黄，舌红苔黄腻。此为痰热蕴肺，治以清热化痰之法，方用二陈汤配伍知母、黄芩、栀子、贝母等清热化痰之品。

咳嗽乃肺系疾患中最常见的一种病症，也可伴随许多其他疾病出现，治疗中当辨证明晰，咳嗽辨证虽繁，但不外乎外感和内伤二类，外感咳嗽起病较急，多属实，兼有表证。内伤咳嗽，发病较缓，多属虚，多无表证。痰白清稀者，属寒；痰黄黏稠者，属热；痰黄稠似脓者，属热毒炽盛；痰量多清稀者，属湿；干咳无痰或痰少难以咯出者，属燥。治疗中也应有所区分，治疗外感咳嗽，宜动，忌苦寒收敛之品；治疗内伤咳嗽，急则治标，缓则治本；内伤火盛阴虚者，忌辛香燥热，此为治疗咳嗽之大法。

二、各家诊疗特色

施今墨认为辨证施治是中医特长，治疗疾病首要明辨证候，在临床实践中施今墨体会到八纲辨证并不完善，气血是人体的物质基础，应作为八纲辨证的重要补充。与此同时，他还强调“有是证，用是药”，不应以医生个人喜好及习惯形成寒凉派、温补派的倾向。施今墨治病时，均根据病情，该寒则寒，该热则热，对于理法方药的关系，他的体会是“临证如临阵，用药如用兵”，必在明辨证候后，慎重组方，灵活用药；组方必精于配伍，其处方多用古今数方化裁，时用原方，时采其意，主次分明，配伍合理。

在诊疗肺脏疾病时，施师认为，因为人体内脏与自然大气关系最为紧密者就是呼吸器官，故大气之变化，空气之污浊，均能影响呼吸系统而致病，但致病之因不仅仅是外因，更以内因为主。经云："五脏六腑皆令人咳。"脾胃虚弱者，可生痰湿；肾不纳气者，可生喘嗽；心肺气虚者，可引起喘咳，甚或呼吸困难。气血辨证在呼吸系统疾病的诊断与治疗中尤为重要，呼吸系统疾病多由外感引发，初期为表证，治当宣散，避免因失治误治而导致邪气由肺卫内陷传变。施老对起病初期外邪犯肺者，从气血表里虚实诸多方面进行全面考虑，不独治表证。他认为肺卫感受邪气常兼有里邪，须审慎衡量，根据表里邪气的比重不同而采取三解七清、四解六清、半解半清、六解四清、七解三清等方法。病在气分，若早用血分药物，可发动阴血，常见衄血、咳血等症状。若病入内里，处于血分，而继服气分药物，常可耗伤阴血。咳嗽一般由外感引起，初发病时应详辨表里，由外感而引起者，均应先解表邪，而后期内郁热而外感风寒所谓"外寒束内热"者，又应解表寒，兼清内热。张石顽论治咳嗽云："治表邪者，药不宜静，静则留连不解，变生他病。故忌寒凉收敛，经所谓肺欲辛者是也。治里证者药不宜动，动则虚火不宁，燥痒愈甚，故忌辛香燥热，所谓辛走气，气病勿多食辛是也。然治表者，虽宜动以散邪，若形病俱虚者，又当补中益气而佐以和解。倘专于发散则肺气益弱，腠理益疏，邪乘虚入，病反增剧也。”

治病须分清层次，治疗也应有步骤，在咳嗽的治疗过程中，若过早的应用寒凉黏腻的药，常易引邪入里，病无出路，一误再误必伤正气，热愈炽，邪愈盛，关愈紧，病愈重，终至不可收拾。“伤风不醒便成劳”，就是闭门逐寇的缘故。肺气宜宣，若表邪未解，过早用收敛滋腻药物如贝母、款冬花、阿胶之品，易致久咳难愈。而过早使用寒凉的药品，邪气无法排出体外，则内热更甚，需用麻黄引邪外出，取其“火郁发之”之意，麻黄不宜多用，同时配伍黄芩使邪得外出。如过早使用黏腻药物，则导致邪无出路，每于午后发热，此时应用炒黑芥穗，由血分引入气分，迫邪外出即可热退。如过用黏腻寒凉之品，则内热不清反神志昏，此时应服紫雪丹、局方至宝丹或安宫牛黄丸丸可解。尚有表寒者，虽有内热，不可早用三黄、知母、石膏之品，辛燥温热之药易引动内热，火热更炽。因此，药物配伍尤为重要，如麻黄配伍黄芩，麻黄配伍石膏，淡豆豉配伍栀子，起表里双解之用。

初罹患外感咳嗽者，以《医学心悟》之止嗽散加疏解表邪的药物最为妥帖。尿汗不多而发热者，重用芦根、白茅根，退热甚良。治表邪未解之咳嗽者，用麻黄、杏仁、前胡、白前、桔梗、桑叶、紫苏子等药；表邪已解者，可用紫菀、款冬花、百部、贝母、枇杷叶、桑白皮等；虚者用沙参、阿胶、冬虫夏草、蛤蚧。若无发热而久咳不解者，咳吐痰涎者，用四君子汤，取“虚则补其母”之法，健运脾胃，补充正气，其病自愈，少加陈皮、枳壳、砂仁更效。妇人久嗽不愈者，必加川芎、当归、熟地黄之理血之品，其效甚著。治疗燥痰用海蜇、蛤粉、竹茹、贝母。治疗湿痰用茯苓、半夏、陈皮、白芥子、胆南星、苍术等。阴亏燥热者，宜用甘寒方药如增液汤、诸复脉汤、大小定风珠之类。甘温除大热者，即病久虚甚致热，或过用寒凉，致使阴邪入里而发热不退的病候，用之始效。老人虚劳咳嗽，施师专列一人传方：人参 0.3 克，三七 0.6 克，研末黄酒调服；又人参 1.5 克，核桃肉 9 克同捣烂，加黑锡丹 0.9 克，冲水调服，收效甚佳。咳甚，甚则吐血者，治疗时应注意，非万不得已，切忌过用寒凉，以免瘀血凝聚，瘀血停留，引发出血，一旦如堤之决，难以挽回。

孔伯华先生的学术有着鲜明的特点，并有其完整的理论体系，来源于临床，且疗效显著。孔伯华先生是一位温病大家，其学术思想来源于温病学说，并兼有自己的学术特点。

孔伯华推崇“世态居民有所变”“六气皆从火化”“阳常有余，阴常不足”之论，合之临床发现今人内热者多，孔师论述：“庸知近今之人，不知持满养精，不知克制心神，一味损耗真阴，阴虚则阳亢。”“夫阳常有余，火也；阴常不足，热也；只不过有其虚与实耳。更加意淫于外，五志之动皆为火，于是形成热火相加之体，而生热火相加制之病。”先生从临床中切实感受到今人与古人的体质差异，今人内热者多，常见肝阳上亢或心肝火旺。此外，孔伯华认为，今人常伴湿热，其言:“数十年来，阅历所见，病人中湿邪兼热致病者，十常八九。”时人阴虚火热之体，兼加湿热邪气，形成“郁热伏气”之体，温邪侵袭则引发伏气温病，“夫外感温热病者，必先赖于体内之郁热伏气而后感之于天地疠气淫邪而成……是以内因之郁热伏气乃外感温热病发病之本也”。此处所说的郁热伏气即指今人阴虚内热之体并伴有湿热于内。

针对今人郁热伏气的体质，感受外邪则易发伏气温病，阴虚肝旺者以滋阴柔肝，内热者以清透内热，脾虚湿盛者以芳香淡渗，孔伯华以这几法为主线，随症加减，形成一套完整的治疗体系，应用于临床各科的治疗之中。

在治疗咳嗽中，孔师认为，五脏六腑皆令人咳，非独为肺。外感内伤虚实寒热，理应细分以治之，秋燥咳之初，以桑菊饮去桔梗为宜，老人幼儿更应选用清轻之剂；夹痰者咳必重浊，其标在肺，必求其本，青黛海蛤可使痰得以外出，并少佐石斛以养阴，其本在胃，又配伍半夏、竹茹；咳声高亢无痰或痰出不过星点，当辨有无舌苔，有苔者是苔薄厚，滑腻还是干燥，脉滑数还是细数，右寸脉是浮是沉，咳声高亢无痰，无苔，脉细数，右寸口沉者，是邪欲入血分，清燥救肺汤治之，反之，用清络饮加薏苡仁、滑石、杏仁、海浮石、羚羊角粉防肺痈为害。痰实者，用瓜蒌、葶苈子、竹沥、胆南星、礞石滚痰丸之类。咳嗽日久将愈之际，往往气有不足，难以驱邪外出，微受邪则咳，小劳亦咳，加款冬花、紫菀合用，收效甚加，愈后以百合粥调膳，而五味子、洋金花之品不可用。

石膏是极具孔门特色的用药，孔氏常用生石膏，剂量为 15~30 克，先煎。孔伯华被京城医患誉为“石膏孔”，对石膏的使用有独到的见解，临证灵活，世俗皆认为石膏大寒，实则石膏性凉而微寒，味咸兼涩，是清凉退热、解肌透表之良药，外感内伤，病确属热，投之无恐。孔伯华将石膏用于咳嗽中，每获良效。治疗湿热咳嗽，历年喘咳，倚息不得卧，痰多质黏，咽干舌腻，便干尿赤，脉滑数有力者，常用生石膏配伍少量麻黄，少佐甜葶苈子、旋覆花、紫菀茸、赭石、海浮石、黛蛤粉，大便干者加紫雪丹。除善用石膏外，还善用鲜药，如鲜菖蒲、鲜薄荷等，取其芳香透达通窍之用。

在诊疗疾病过程中，汪逢春注重脾胃的调治，善用健脾利湿、醒脾开胃、益气健脾之法，其弟子谢子衡在《回忆汪逢春》一文中讲到：“他认为脾胃乃气血化生之源，五脏精气皆赖脾胃运化、转输，皆需脾胃化生后天水谷精微的补充，若脾胃化源乏竭则灾害至矣。”此外，汪逢春先生临证重视一身气机升降的调节，经云：“升降出入，无器不有。”人体气机升降出入正常，生命活动才能正常进行，可常用荷叶、旋覆花、枇杷叶等，荷叶味苦性平，助脾胃清阳升发，旋覆花味咸性温，下气降逆，降肺胃之气，枇杷叶味苦性平，有降逆止呕之功，亦能降肺胃之气。在临床实践中，汪师重视温补肝肾，滋养肝血，其滋养肝血的常用药为当归、熟地黄、生地黄、白芍等，温补肝肾常用何首乌、杜仲、怀牛膝、狗脊、续断等；并视临床病情不同而用法不同，若用藤类药，则既可滋补肝肾又可安神通络，其炮制方法也会产生不同的功效。汪逢春先生善用鲜药，刘完素言："采其鲜者，其力足耳。"汪老先生临证常用鲜藿香、鲜荷叶、鲜枇杷叶、鲜佛手、鲜芦根、鲜石菖蒲、鲜西瓜翠衣。鲜品有其优点，尤其是一些轻宣疏解药物，鲜品芳香之气较浓，化浊之力更增。他在临床用药中亦注重药品的炮制和加工，如茯苓土炒朱拌，建泻片、白鲜皮盐水炒，川贝母、枇杷叶、狗脊去毛，黛蛤散、橘络研，枯黄芩炒焦等。

萧龙友重视治病求本，其脉案上常见"乃当从本治"的记载，其所言之本，概指"气化阴阳"。《天病论》云："天，空气也，人在空气中，故曰天人一气。中医专讲气化，学其因由，此盖人之有病，皆由天气传染而来。"他指出讲究气化是中医的特点之一，体现了天人相应的观点。在诊疗过程中，他极其重视辨证论治，认为四诊合参是中医治疗疾病的关键，其书云："中医治病以望闻问切为四要诀。望者，察病人之色也；闻者，听病人之声也；问者，究病人治病之因也；三者既得，然后以脉定之，故曰切。"与此同时，萧师强调因人制宜，因对象不同而采取不同的治疗方法，同中存异，异中有同。对待老年患者，他认为："衣料之质地原坚，惜用之太久，虽用者加倍爱护，终以久经风日，饱历雪霜，其脆朽也必然。若见其表面之污垢，而忘其穿着之太久，乃以碱水浸之，木板搓之，未有不立时破碎者。若仔细周密，以清水小掇轻浣，宿垢虽不必尽去，但晒干之后，能使人有出新之感。由此可更使其寿命增长，其质地非唯无损，且益加坚。”萧龙友这番比喻，说明了对待老人治疗的不同之处，不应多加攻伐，避免损其根本，应以调养之法处之。在治疗老年患者感冒风热化痰致咳喘一案中，理应用清降之品，但他考虑其年老体虚，应用药平稳，故以沙参为主药，并用鲜品荷梗，取其生发之气。在调理虚证时，萧师重视育阴培本，常言：“若投药失宜，治之失所，以致滋腻不化，又能得相反之效果。”“欲投育阴培本之剂，必先观察其条件如何，设病宜投而又一二征象不便投，又必须先除其障碍，或为其创造条件，若果时不我与，则于育阴培本之中，酌加香化运中之药，如陈皮、郁金、枳壳、沉香、焦曲、鸡内金之类。”在咳嗽的治疗中，萧龙友善用南沙参及其与贝母、知母的配伍，三者相配，具有清化热痰之效用，但对此三药的应用并不局限于黄黏痰。在其诊疗医案中有一患者丁女述：“咳日已多，痰色发白，肢体畏寒，头偏左昏痛，胃纳虽佳，食后咳更加重，肺胃两经之热太重，故小溲频数，为日太久，法当从本治。”从症状描述来看，此并非痰热之象，但萧师认为其为“肺胃两经之热太重”，用此三药配伍，沙参可补阴泻火，专入肺经，清肺养肝，兼补益脾肾；知母上清肺金而泻火，泄胃热、膀胱邪热、命门相火，下润肾燥而滋阴；贝母泻心火，润心肺，清虚痰，三药配伍，其功效首先在于清热，其次在润燥，再次于化痰，咳嗽虽未见黄痰，但却有肺热，故用此三药配伍取其肃清肺胃之热的功效。萧师在治疗咳嗽中亦善用鲜药，以姜为例，姜可分为生姜和干姜，萧龙友不但重医理，并重药学，认为医药并用，知医明药，方为良医，生姜为子姜，晒干后为干生姜，萧师在临证时用姜均做细致区分，时单用生姜，时注明鲜生姜，外感风寒或脾胃寒湿急需生发时，萧龙友喜用生姜，必要时与干姜同用。患者关某述："素患咳嗽之疾，业经三年，秋深感寒而发，不能依息，喉中有痰声。"初诊中萧师用鲜生姜，二诊时加干姜、北细辛，以加强驱化水饮之力。患者咳喘宿疾因风寒诱发，鲜生姜汁水充沛，散寒解表之力更强，故初诊用鲜姜解表散寒。二诊后患者喘已减轻，流涕，痰多色黄，考虑为风寒入里化热所致，故去鲜姜，用干姜、细辛、五味子、半夏之品温化伏饮。萧龙友重视药物的性味，且重视炮制对药物产生的影响，每多用地黄，多遵古法以砂仁拌之，使其阴中有阳，静中有动，泥而不着，行而不滞，其处方中常见明晰的药物炮制方法，可见其用药之考究。

三、医案选注

1. 施案

【风热咳嗽案】

韩某，男，二十九岁。

三日前感冒并发高热，自购西药服后，下午体温仍在38℃左右。咳嗽，痰不易除，胸胁阵痛，口渴思饮，小便黄，食欲不振，夜寐不安。舌苔微黄，脉浮数。

此案乃风邪乘肺，内热被束，遂发高热，肺失清肃而为咳。治宜疏表清热宣肺，以五解五清之法治之。

处方以鲜芦根18克，炙白前5克，炒香豉10克，鲜白茅根18克，炙前胡5克，炒栀子6克，桑白皮5克，白杏仁6克，炒荆芥穗5克，冬桑叶6克，苦桔梗5克，酒条芩10克，冬瓜子18克（打），炒枳壳5克，炙甘草5克，炙化橘红5克。

按：肺主皮毛，为五脏之华盖，风邪袭表，肺热被束，肺气肃降失司，壅而不宣。方用止嗽散加减，其中芦根、荆芥穗、淡豆豉、桑叶解表，白茅根、栀子、酒条芩、桑白皮清里，五解五清，再用前胡、白前、杏仁等止咳化痰，枳壳、冬瓜子通络止胸痛。患者后以他病来诊时云：前病服药一剂热退，又服两剂痊愈。

【风寒咳嗽案】

（1）杨某，女，三十六岁。

夙有慢性气管炎症，不日前外出感寒，干咳不止，恶寒，咽干。舌苔薄白，六脉紧数。

杨某夙患咳疾，肺气已伤，肺主皮毛，腠理不固，易受外感，风寒袭肺，遂致干咳不止。治以疏风散寒，宣肺止咳。

处方以炙麻黄1.5克，炒杏仁6克，射干5克，炙白前5克，炙桑皮5克，炙前胡5克，炙陈皮5克，五味子2.4克（北细辛0.6克同打），炙紫菀5克，川桂枝3克，酒黄芩3克，炙紫苏子5克，杭白芍10克，云茯苓10克，苦桔梗5克，炙甘草3克。

按：患者素有慢性气管炎，因外出感寒而引起急性发作，以华盖散合射干麻黄汤治之最宜，上药连服三剂，诸症均愈。二诊予气管炎丸，以治夙疾，停服汤药。本方对冬日外感风寒所致急性气管炎者用之多效。

（2）白某，女，三十五岁。

昨日因天气酷寒，晨起外出，旋即发冷发热，继而咽痒欲咳，晚间则咳重，但无痰，头痛如裂，全身骨节酸楚。舌苔薄白，脉浮紧。

脉浮为风，脉紧为寒，时值冬日，原储内热，风寒暴感，腠理紧闭，阳气不越，寒热相争。肺为娇脏，最畏寒冷，遂致咳嗽不停。《诸病源候论》云："肺主气，合于皮毛，邪之初伤先客皮毛，故肺先受之。"急拟辛温解表并清里热方，用七解三清法治之。

方用炙前胡5克，炙麻绒1.5克，炙白前5克，酒黄芩10克，杭白芍10克（川桂枝3克同炒），广陈皮5克，桑白皮5克，海浮石10克，蔓荆子6克（炒），冬桑皮6克，旋覆花5克（布包），天花粉6克，苦桔梗5克，炙甘草3克，瓜蒌皮6克，炒杏仁6克。

按：患者服药三剂诸症全解。冬日酷寒若有内热，常致暴感，病势甚急，治宜既解风寒又虚兼清内热。本案以麻黄汤解风寒，用黄芩清里热，七解三清为法。

2. 孔案

【肺燥咳嗽案】

周女，闰月初八日。

咳嗽较久，经闭三月，阴分虚燥，脾湿滑泄，为上损已有过脾之势。然六脉洪大，按之力差，尚非细数，为热象极盛，清化之品尚能纳，故予清化。

生石膏四钱（研，先煎），干百合三钱，旋覆花钱五分（布包），炒谷芽三钱，炒稻芽三钱，代赭石二钱，鲜石斛四钱（劈先煎），甜杏仁三钱，川牛膝三钱，黛蛤粉五钱（布包先煎），小川连钱五分（吴茱萸二分泡水炒），生鳖甲钱五分（布包先煎），盐知母三钱，盐黄柏三钱，夜交藤一两，甜葶苈一钱，地骨皮三钱，车前子三钱（包），黄土汤煎。

按：肺燥久咳，生石膏、杏仁、葶苈子清泄肺热；百合、鲜石斛、黛蛤粉润肺化痰；经闭阴分虚燥，益以生鳖甲、地骨皮；脾湿滑泄，黄连、吴茱萸泡水炒清热燥湿；车前子分利，黄土汤、炒稻芽、炒谷芽消积导滞。

【肺热咳嗽案】

潘女，风邪袭于肺络，郁热禁闭，咳嗽鼻塞。有似伤风，咽燥唾涎，发热不易食，大便不畅，脉大而数，治宜清舒凉化。

按：肺脏长期郁热熏蒸，肺经气热，久咳自伤，咽燥咳唾浊涎，亦可引起皮肤肌肉枯萎，发为痿躄。治用石膏以清气热，配苇茎以生津，入桑叶以肃肺，酌情配伍杏仁、知母、桔梗、薄荷等药，予以清疏而凉化之。

3. 汪案

【咳嗽咳血案】

妇人，禀赋虚弱，加以哺乳育儿，哺乳三年，备极辛苦，忽吐血，咳嗽痰中夹血，胸膺刺痛，形寒，左脉弦滑数，右部濡细，舌苔白。

处方以鲜金石斛、川贝母、生紫菀、鲜枇杷叶、白茅根、鲜荷叶、藕节炭、丝瓜络、郁金、怀牛膝、茜草炭、玫瑰花、紫苏叶、橘络、香附、红枣，1 剂。

翌日复诊，患者诉咳血未作，但仍胸痛，形寒阵阵，两脉细弦而弱，再顺势利导，嘱其小心修养，上方加秋石、枳壳、鲜梨，2 剂，水煎服。

三诊，其两脉细弱涩，气分短促，大吐血后，宜休养，予以清润安络，去茜草炭、藕节炭、怀牛膝等止血降血之品，加生海石、甘草、生麦芽、熟麦芽、生谷芽、熟谷芽各五钱，健胃和中，4 剂。六诊诉咳嗽尚未痊愈，但出血未作，食后中脘嘈杂，左脉弦滑，右脉细濡。是肺胃虚弱之象，再以太阴阳明同治，上方去白茅根、枇杷叶，加半夏、茯神、盐知母。七诊时症状基本同前，再以轻化上焦，安和中宫。上方去橘络、知母，加南沙参。八诊诉咳嗽未作，中脘嘈杂不显，两脉细弦滑无力，失血之后，肺已重伤，再以清润甘和，上方再加知母五钱，鸡内金三钱，再服数剂。后以丸药善终。

按：本例患者禀赋弱，气血素虚，加之哺乳日久伤血，烦劳伤及络分，阳气烦劳则张，木火刑金则咳嗽咯血，治以清肺润燥，宁嗽止血，急需顺势利导，佐以调气之味，以水制火，故以金石斛、秋石滋阴除热；川贝母、枇杷叶、梨清热化痰生津；紫苏叶轻化上焦；紫菀润肺下气；郁金、玫瑰花、香附、枳壳行气解郁，气机条达则血自和；白茅根、荷叶、藕节炭、茜草炭凉血止血。汪逢春认为经络不畅血不宁，故以丝瓜络、橘络化痰通络，药中加牛膝逐瘀通经，引血下行，大枣润燥和营。药后咳血未作，但咳嗽不止，中脘嘈杂，舌苔厚，故加半夏、海石化痰开郁，鸡内金、谷芽、麦芽、甘草开胃消食，南沙参、知母养阴。药后诸症向愈，以原法拟丸，滋阴润肺，降气和中。患者体虚，宜休养静摄为要，不受攻伐之力，故汪师用药药力温和，药量得宜，仙半夏药性平和，与甘草同炒则温燥之性更去，南沙参同米炒后滋腻之性更减，且健脾之功更益。此案前后九诊，加减巧妙，“治咳血必降其气而后血不复升，必充其阴而后虚火乃退”，标本兼顾，以防其变。

4. 萧案

【夙热喘嗽案】

（1）齐某，男，六十岁，一九五二年八月三十日就诊。

近日因感风热化痰，喘咳，或不能起行，亦不安卧，时耳鸣，喉际汩汩有声。法当清降。

处方以沙参三钱，薄荷梗二钱，西防风二钱，天花粉三钱，苦杏仁三钱，苦桔梗三钱，知母三钱，贝母三钱，半夏曲二钱，灵磁石四钱先煎，云茯苓块四钱，真郁金三钱，甘草三钱，生姜二钱。

9 月 10 日二诊诉服前方多帖，病去八九，但尚有痰，仍耳鸣。肝胃有热，肺气尚虚，法当从本治。

南沙参四钱，苦杏仁三钱，苦桔梗三钱，天花粉四钱，嫩白前二钱，平贝母三钱，肥知母二钱，云茯苓四钱，灵磁石四钱先煎，甘枸杞三钱，干生地黄三钱，生甘草一钱，生藕节五枚，甘菊花二钱。

按：老年患者，风热化痰，转为喘咳，治疗不可攻伐太过，年老体虚，用药以平稳为要，但咳喘甚不能安卧，急则治其标，用清降之法，以南沙参为主药，配伍鲜薄荷梗，取其生发之意。复诊病去八九，但尚有痰，肺气尚虚，肝胃有热，治病求本，予其补益肺气，清肝胃。

（2）杨某，女，三十岁。

述月经素不调，或逾期不至或二三月停闭，此次停经已半年，且伴咳嗽、吐涎沫多之症状。

南沙参12克，老苏梗9克，西防风9克，苦杏仁12克（去皮尖），细生地黄9克，牡丹皮9克，苏木6克，真红花9克，川牛膝9克，贝母9克，知母9克，酒黄柏6克，天花粉9克，生藕节3枚，生梨皮1具。服后十天复诊，诉经水通行，咳嗽亦止。

按：闭经为本，咳嗽为标，采用标本兼治之法。方中首味药为南沙参，甘润偏于苦寒，补肺阴清肺热，治疗肺燥阴虚之久咳。防风辛甘微温，解表祛风御邪，使邪气难再入侵，体现了既病传变的思想。杏仁苦微温，入肺经，味苦能降。生地黄甘苦寒，归肝、肾经，甘寒养阴，苦寒泄热。知母、贝母相配，泄肺热，润肺燥。黄柏苦寒，与知母相须为用。红花辛温，与苏木共奏活血之效。紫苏梗理气解表，调理气机，与杏仁相配，宣降得宜。生藕节、生梨皮清肺止咳，取其鲜品生发之气。本病阴虚血瘀致闭经为本，外感风邪致咳嗽，吐涎沫为标，本方配伍得当，用诸多滋阴清热降火之品于一方，重在滋养阴液以治本，润肺止咳以治标，共奏调经止咳之效。

心　悸

一、文献记载

心悸指气血阴阳亏虚，或痰饮瘀血阻滞，心失所养，心脉不畅，引起以心中急剧跳动、惊慌不安、不能自主为主要表现的一种病症。心悸发作时常伴有气短、胸闷，甚至眩晕、喘促、晕厥，脉象或数或迟或节律不齐。心悸因惊恐、劳累而发，时作时止，不发时如常人，病情较轻者为惊悸；若终日悸动，稍劳尤甚，全身情况差，病情较重者为怔忡，惊悸日久不愈者亦可转为怔忡。西医学的各种心脏病所引起的心律失常及自主神经系统的功能紊乱等均可导致心悸。心悸是临床常见病症之一，也可作为多种临床疾病的症状表现之一，如胸痹、失眠、健忘、眩晕等出现心悸时应参照原发病进行辨证治疗。

心悸一证，早在《内经》就有类似的记载。如《素问·平人气象论》说："胃之大络，名曰虚里……出于左乳下，其动应衣，宗气泄也。"说明人们认识到宗气外泄是心悸的病因之一。《素问 · 三部九侯论》云："参伍不调者病。"说明对心悸脉象的变化有了深刻认识。《素问 · 平人气象论》云：

"脉绝不至曰死，乍疏乍数曰死。"阐述了脉律严重失常与疾病预后的关系。汉代张仲景在《伤寒论》《金匮要略》中以惊悸、心下悸、心动悸为病症名，论述了惊扰、水饮、虚损及汗出后受邪气等病理因素，并记载了结、代、促脉及其鉴别，提出了心悸的基本治疗法则及常用方剂，如著名的炙甘草汤。《伤寒论》云："发汗过多，其人叉手自冒心，心下悸，欲得按者，桂枝甘草汤主之。又曰：脉浮数者，法当汗出，若下之，身重心悸者，不可发汗。当自汗出，乃愈。所以然者，尺中脉微，此里虚，须表里实，津液自和，便自汗出愈。又曰：伤寒脉结代，心动悸者，炙甘草汤主之。代之为言弱也，结代即动之弱而无神者，此皆卫阳内陷，真火不扬之事也，故悸之证在于内。"

宋代《济生方·惊悸怔忡健忘门》率先提出了怔忡病名，对惊悸、怔忡的病因病机、辨证、治法做了较为详细的记载论述，明代《医学正传》对二者的区别联系描述更详。在病因病机上，朱丹溪认为心悸当"责之虚与痰"；张景岳认为怔忡因阴虚劳损所致，并提出了治疗与护理的主张，如"养气养精，滋培根本"；王清任重视瘀血内阻的病机，记载的血府逐瘀汤临床应用广泛。

除上述记载方药外，《太平圣惠方》《圣济总录》《普济方》等也有专门的方药论述。

《太平圣惠方·卷第十一·治伤寒心悸诸方》云："夫伤寒悸者，谓心下悸动也。此由伤寒病发汗以后，因又下之，内有虚热则渴，渴则饮水，水气乘心，必振寒而心下悸也。太阳病，小便不利者为多，饮水心下必悸，小便少者必苦里急，夫脉洪数。法当汗出而愈，而下之则身体重，心必悸也……治伤寒二三日，心中悸，呕吐不止，心急郁郁微烦者，尚未解，可与大柴胡汤方；治伤寒里虚，心下悸，腹中气不和，宜服白茯苓散方……治伤寒脉结代者，心下悸也，宜服甘草散方……”

《圣济总录·伤寒心悸》云：“论曰伤寒心下悸者，谓悸动不定也。伤寒饮水过多，水停心下，肾气乘心，则心气虚弱，故为之悸动也，此皆由发汗以后又下之，津液燥少，若内生虚热，热则饮水，水气停积，故必振寒而心下悸也。治伤寒厥心下悸，宜先治水，当服茯苓甘草汤，却治其厥，不尔水渍入胃，必作利也；治伤寒发汗不解，发热心忪惊悸，头眩目瞤，真武汤……治伤寒心下有饮，悸动不定，桂心汤……”

《普济方·怔忡惊悸》云：“夫怔忡者，此心血不足也，盖心主于血，血乃心之主，心乃形之君，血富则心君自安矣。多因汲汲富贵，戚戚贫贱，又思所爱，触事不意，真血虚耗，心帝失辅，渐成怔忡不已，变生诸证。舌强，恍惚，善忧悲，少颜色，皆心病之候。难经云：损其心者，益其荣，法当专补真血，真血若富，心帝有辅，无不愈者矣。又有冒风寒暑湿，闭塞诸经，令人怔忡，五饮停蓄，堙塞中脘，亦令人怔忡。当随其证，施以治法。”所载方药“镇心丸、大镇心丸、神明补心丹……”

元代朱丹溪更强调虚与痰的致病因素，在《丹溪心法》中强调：“怔忡者血虚，怔忡无时，血少者多。有思虑变动，属虚。时作时止者，痰因火动。”明代虞抟认为惊悸怔忡与肝胆有关，并对两者进行了鉴别。《医学正传·惊悸怔忡健忘证》云：“怔忡者，心中惕惕然，动摇而不得安静，无时而作者是也；惊悸者，蓦然而跳跃惊动，而有欲厥之状，有时而作者是也。”明代张景岳认为怔忡由阴虚劳损所致，《景岳全书·怔忡惊恐》云：“盖阴虚于下，则宗气无根而气不归源，所以在上则浮撼于胸臆，在下则振动于脐旁。”对心悸重证上及喉、下及腹的临床表现做了详细描述，提出左归饮、右归饮、养心汤、宁志丸等至今临床广为应用的有效方剂，并给予了护理建议。

清代李中梓《医宗必读·悸》云：“若夫虚实之分，气血之辨，痰与饮、寒与热、外伤天邪、内伤情志，是在临证者择之。”说明了心悸的辨证要点。李用粹《证治汇补·惊悸》总结了历代医家心悸治验，即“痰则豁痰定惊，饮则逐水蠲饮。血虚者，调养心血。气虚者，和平心气。痰结者，降下之。气郁之，舒畅之。阴火上炎者，治其肾而心悸自已。若外物猝惊，宜行重镇。又惊者平之，所谓平者，平昔所见闻，使之习熟，自然不惊也”。王清任、唐容川又特别强调了瘀血内阻病机，开创了活血化瘀治疗之先河。如《医林改错·血府逐瘀汤所治证目》云：“心跳忙，用归脾、安神等方不效，用此方百发百中。”对瘀血心悸进行了证治发挥。

二、各家诊疗特色

无论外感还是气血阴阳亏虚，心失所养；或痰饮瘀血阻滞，心脉不畅均可导致心悸发生。临床常见分型有心虚胆怯、心脾两虚、阴虚火旺、心阳不振、水饮凌心、心血瘀阻、痰火扰心等。萧龙友、施今墨、孔伯华先生对“心悸”均有论治。现将《孔伯华医集》《施今墨临床经验集》《萧龙友医集》相关论述摘录分析如下。

在《孔伯华医集》“心病说”中，孔先生对心悸的病位、病因、治疗法则做了论述[①]：“俗称心跳一病，证为动悸不宁，心居包络之内，邪不得遂入而伤之。经云：诸邪之入于心者，皆在于心之包络，故心不易受邪也，至其跳动，人自有生之始，心即跳动不休，直迄于死，然常人并不感自心之跳，如自觉心跳则为病矣。夫心跳之原因不一，有因水气者，有因肝气者，有因正虚者，有因邪盛者；医者应审其缓急，辨其虚实，望其夭泽，切其盛衰，即可判定病因所在，去其所犯；虚则补之，实则泻之，热则清之，自不难应手而愈。”在《孔伯华验方》中记载了安眠汤（磁石9克，知母9克，黄柏9克，生龙骨、生牡蛎、石决明各12克，龙胆、

① 《孔伯华医集》整理小组．中国名医案——孔伯华医集[M]. 北京：北京出版社，1988：48.

六神曲、柏子仁、赭石、焦栀子、厚朴花各9克，朱莲心6克，鲜石斛15克，茯神45克，夜交藤60克，旋覆花12克，藕30克，鸡内金12克，荷叶1个）治疗失眠心悸等。本方临床以彻夜失眠、脑力迟钝、头昏少寐、耳鸣重听、腰酸膝软、舌红少苔、脉细疾数为辨证特点，临床主要用于不寐、心悸、郁证、癫痫等治疗。

施今墨先生对心脏疾病也有相关论述，从“心阴”“心阳”角度阐述。如《施今墨临床经验集》论心脏病证治[①]说：“心阳不振在临床习用心气亏表示之。心阳虽非单指心气，然气为阳，血为阴，临床施治中已习用久矣。心阳不振之症状有面白，少气，形寒肢冷，自觉心中空虚，惕惕而动，食减体倦，头眩易汗，时见胸闷长叹息。心为君火，命门为相火，君相相资，助心阳则用益相火之药如附子、肉桂之属，然须辅以参、芪、苓、术之类。他如鹿茸、鹿角胶之类可适当用之。阴阳互根，不可一味补阳，且心脏病亦不宜久用辛温之品以免伤阴。心阴不足，心悸不安，夜寐不宁，面色无华，头晕健忘，口干舌红，治宜人参、五味为主，辅以归、芪、冬、地、芍等味。此类药中略加木香、香附，使之气血沟通，疗效更著。怔忡，多与惊悸并论，惕惕然心动，神气不守，心烦少眠，头晕易惊。治之以朱砂、菖蒲、益智仁、茯神、酸枣仁、柏子仁、卧蛋草、龙眼肉合冰糖服之，少时即安。卧蛋草配仙鹤草或龙

① 祝谌予，翟济生，施如瑜，施如雪.施今墨临床经验集[M].北京：人民卫生出版社，2005：14-106.

眼肉、炒远志等药有宁心作用，尤其对心动过速者，服之能使心动减慢。”施师从“心阳”角度论及心悸怔忡等，从心阳不振分析病因，进而基于“阴阳互根”的理论对治法方药进行了论述，对临证治疗具有启示意义。根据病因差异，对心阳不振、心阴不足分别辨证施治，同时注重安神类药物的应用，在具体方药上如生脉散、补心丹、柏子养心丸、黄连阿胶鸡子黄汤运用较多，如施先生所述：“症见脉律不整者，余以生脉散为主方，加龙眼肉、柏子仁治之最效。若心瓣膜病变常用补心丹、柏子仁养心丸，使之久服，汤剂用黄连阿胶鸡子黄汤，炙甘草汤效果较好。若患者见单纯气短无他症者，一味人参即可治之。”

《萧龙友医集》[1]“心悸”篇，从“心血不足”论治。治疗上除益气养血外注重安神稳心。介绍萧先生从“心血不足”论之较多，在治疗上以萧先生除用当归、党参以补气血外，喜用川芎、香附等行气活血，夜交藤、合欢花、柏子仁、酸枣仁、磁石等安神药以宁心稳心。

三、医案选注

1. 萧案

姜女，四十三岁，一九五三年三月二十三日。

据述动则心慌气短，兼作喘咳，左胁作痛甚剧，周身发

① 张绍重. 萧龙友医集 [M]. 北京：中国中医药出版社，2018：163.

冷，有时发烧，经水极少，眠食尚可，发冷时则困倦思眠，病已一年有余，气血太虚，近又重感外邪，病势加重。疏方照服，得效再议，不易收速效也。

酥鳖甲三钱先煎，南沙参四钱，苦杏仁三钱去皮尖捣，肥知母三钱，川贝母三钱，炒栀子三钱，牡丹皮三钱，桑寄生五钱，夜交藤一两，醋青蒿二钱，当归身四钱，赤茯苓、白茯苓、赤芍、白芍各二钱，制乳没各二钱，真郁金三钱，生甘草一钱。

二诊，三月二十八日。

药后尚安。原方加灵磁石五钱（先煎），苦桔梗三钱，北五味二钱（打），野百合四钱，再进。

三诊，四月一日。

药后各病皆轻，两夜未咳，昨因受寒，又复呛咳，痰多而黄，手足发酸，困倦思眠。病久体虚，当从本治，更宜小心将护，不可过劳，疏方照服，得效再议。

南沙参四钱，肥知母三钱，川贝母三钱，苦桔梗三钱，西秦艽三钱，夜交藤一两，生桑枝三钱，忍冬藤五钱，炒栀子三钱，牡丹皮三钱，天花粉四钱，北五味二钱，赤茯苓、白茯苓、赤芍、白芍各三钱，甘草梢三钱，鲜茅根五钱，干藕节五枚。

四诊，四月七日。

药后尚安。原方加制乳香、制没药各三钱，连心麦冬三钱，野百合四钱，炙百部三钱，再进。

五诊，四月十二日。

近日又感风邪，咳嗽加甚，更兼气喘不安，夜眠不酣，虚热复起，当标本兼治，小心将护为要。

酥鳖甲三钱，灵磁石四钱，上二味同先煎，西防风二钱，牡丹皮三钱，夜交藤一两，醋青蒿二钱，天花粉三钱，制乳香、制没药各三钱，北五味子一钱，野百合四钱，合欢花三钱，生甘草二钱，干藕节五枚。

六诊，四月十四日。

原方加川贝母三钱，法半夏三钱，苦杏仁三钱（去皮尖，捣），嫩白前三钱，盐砂仁二钱，再进。

七诊，四月十七日。

原方再加云茯苓四钱，炙百部三钱，再进。

按：心悸、怔忡、惊悸，名异实同。张石硕云："悸即怔忡之谓。"悸怔成因，自不出外感内伤，外感多由风、湿、热邪，内伤每因惊恐、郁怒、久病、失血。因于外感、惊恐、郁怒者，多实；久病，失血者，属虚。实者宜泻，有祛风、利湿、解郁、除痰、清火、化瘀、镇摄诸法；虚者宜补，不外益气、养血、滋阴、补阳数途而已。悸忡无不源于心神失宁，心乃阳脏，必赖阴血充养，故滋阴养血之法，常为医者习用。本案患者动则心慌气短，兼作喘咳，故以南沙参、杏仁、川贝母养阴清热，止咳化痰平喘；左胁作痛，胁肋为肝经循行之处，肝经气血郁滞，不通则痛，故以乳没、郁金活血行气止痛；患者时发热，周身发冷，发冷时困倦思眠，故以鳖甲、青蒿滋阴潜阳，清虚热；经水少，冲任气血不足，故以当归、白芍养血调经。

2. 孔案

冯妇，四月二十七日。

脾湿盛，心肝热所扰，心动作悸，夜寐欠宁，胃纳亦差，舌苔白腻，大便秘，脉弦滑，宜清渗平柔，兼交心肾。

桑寄生六钱，旋覆花三钱（布包），赭石三钱，夜交藤一两，盐知母一两，盐黄柏三钱，炒稻芽四钱，灵磁石三钱，生莲心二钱，川厚朴五钱，滑石块四钱，全瓜蒌六钱，冬瓜皮一两，生海蛤一两（布包先煎），清半夏三钱，茯苓皮四钱，鲜石斛六钱，藕一两。

按：《素问·举痛论》曰："余知百病生于气也。"《丹溪心法》亦云："气血冲和，万病不生，一有怫郁，诸病生焉。"说明气郁是众多疾病发生的基础。肝为刚脏，体阴而用阳，性喜条达，恶抑郁。若肝失疏泄，最易郁而化火，火性上炎，扰动心神，诱发心悸；脾为仓廪之官，主运化水谷，若脾胃运化失常，水湿之邪凝聚为痰、为涎，上扰心神，诱发疾病。且脾之运化功能赖于肝的疏泄之性协助，若肝阳郁而不疏，或痰湿之邪郁而化火，痰火交结，扰乱心神，可引发心悸。故本案病例为肝郁脾湿，扰乱心神。本案以旋覆代赭汤加减治疗，患者中脘气阻，气逆不舒，故以旋覆花、赭石重镇降逆，行气活血；厚朴下气除满；脉大而滑，舌苔白腻，脾失健运，湿无以化，湿聚成痰，故以半夏燥湿化痰，和胃降逆；茯苓皮、滑石利水渗湿；心下悸乃肝郁化火，火性上炎，扰乱心神，故以知母、黄柏滋阴降火；又以莲心、夜交藤养心安神，交通心肾。全方共奏疏肝健脾、养心安神之功。

3. 施案

符女，五十岁。

其患心绞痛多年，屡经医治，只能缓解一时，病根难除，两年前曾大病一次，情况严重，入院治疗数月。近年来经常心绞痛发作，发作时脉缓慢，每分钟不足六十至。血压波动，一度增高至 180/130mmHg，现时 110/70mmHg。症状见头晕、气短、胸闷、心烦，不能起床只能睡卧，食欲、睡眠及二便尚属正常。一年前断经。舌质绛，脉细弱。

紫丹参七钱，干薤白二钱，炒远志二钱，柏子仁四钱，五味子钱半（打），全瓜蒌五钱（打），朱茯神四钱，台党参三钱，醋柴胡钱，麦冬二钱，卧蛋草二钱，杭白芍三钱，炒枳壳钱半，炙甘草钱。

二诊，服药四剂，已能起床，且可出门散步十五分钟，每日散步二三次，心绞痛未发作，胸闷气短好转，仍觉心烦，遵前法加药力。

干薤白三钱，龙眼肉二钱，紫贝齿四钱，紫石英四钱（同布包），柏子仁三钱，苦桔梗钱半，醋柴胡钱，炒远志、熟枣仁各三钱，白芍三钱，紫丹参七钱，炒枳壳钱半，炙甘草钱，台党参三钱，血琥珀、三七各七分，共研细末分装胶囊，随药分二次送服。

三诊，前方隔日一服，已尽三剂，诸症均大减轻，改用丸方图治。

田三七二两，醋柴胡两，春砂仁五钱，紫丹参二两，全当归两，陈广皮五钱，血琥珀二两，杭白芍二两，炒远志两，朱茯神二两，柏子仁二两，五味子两，寸麦冬两，台党参二两，卧蛋草二两，酒川芎两，大生地黄二两，炙甘草二两，炒枳壳五钱，苦桔梗五钱，共研细末，龙眼肉一斤煎浓汁去渣合为小丸，每日早晚各服二钱，白开水送服。

按：本病属于胸痹。由于气血亏虚日久，渐至鼓动无力，心脉失养，最终导致气血瘀滞，心脉痹阻，病机属于虚实夹杂。本病初诊胸闷，心烦为胸阳失展；头晕、气短乏力，只能睡卧，不能起床属于心气亏虚；舌质绛，脉细弱为心脉痹阻，心气亏耗之象。施氏初诊用党参、麦冬、五味子、柏子仁、白芍、远志、朱茯神、炙甘草益气养血安神；柴胡、枳壳、卧蛋草、丹参行气化瘀，瓜蒌、薤白豁通心阳。二诊诸症好转，仍觉心烦。加龙眼肉、炒枣仁、紫贝齿、紫石英、血琥珀等加强补血安神之功；三诊诸症均大减轻，加砂仁、陈皮、川芎、当归等理气活血，重用龙眼肉补养心血，改用丸药方续服调理。

胃　痛

一、文献记载

胃痛又称胃脘痛，指以上腹胃脘部近心窝处疼痛为主症的病症，可呈持续性，也可阵发性发作，常伴见脘闷、纳呆、嗳气、大便不调等[①]。胃痛可由外邪犯胃、饮食不节、情志不畅、素体脾虚等诱发，既可以作为独立的疾病，也可以是其他疾病中的伴发症状。本书中针对以胃痛作为主症的疾病进行讨论。在治疗上，根据病症表现差异，医家师承及地域环境的不同，胃痛的治疗也有很大差别。

古代医家对胃痛的记载颇丰，有关“胃痛”症状的确切描述始见于《内经》，汉代张仲景首次对胃脘痛进行了证候分类，金元时期张元素首次将胃脘痛作为病症名记入文献[②]。整理古代文献中的相关论述有助于理解把握四家对胃脘痛的认识和治疗原则及用药思路。

① 周大桥，陆为民．中医内科诊疗思维 [M]. 北京：人民军医出版社，2011：150.

② 姜德友，李皓月．胃脘痛源流考 [J]. 河南中医，2017，37（08）：1319-1323.

《素问·六元正纪大论》云："木郁之发，民病胃脘当心而痛，上支两胁，膈咽不通，饮食不下。"

《圣济总录·虚劳心腹痛》云："虚劳之人，气弱胃虚，饮食伤动，冷气乘之，邪正相干……故令心腹俱痛也。"

《东垣试效方》云："夫心胃痛及腹中诸痛，皆因劳役过甚，饮食失节，中气不足，寒邪乘虚而入客之，故卒然而作大痛。"

《三因极一病证方论》云："若五脏内动，汨以七情，则其气痞结，聚于中脘，气与血搏，发为疼痛，属内所因；饮食劳逸，触忤非类，使脏气不平，痞隔于中，食饮遁疰，变乱肠胃，发为疼痛，属不内外因。"

《景岳全书·心腹痛》云："凡病心腹痛者，有上中下三焦之别。上焦者，痛在膈上，此即胃脘痛也……中焦痛者，在中脘，脾胃间病也。下焦痛者，在脐下，肝肾大小肠膀胱病也。凡此三者，皆有虚实寒热之不同，宜详察而治之。痛有虚实，凡三焦痛证，唯食滞、寒滞、气滞者最多，其有因虫、因火、因痰、因血者，皆能作痛。大都暴痛者多有前三证，渐痛者多由后四证。但虫痛、痰痛多在中焦，火痛则三焦俱有之，血痛则多在下焦，然唯妇人则常有血证，而男子则少也。诸如此类，但察其多滞多逆者方是实证，如无滞逆，则不得以实论也。辨之之法，但当察其可按者为虚，拒按者为实。久痛者多虚，暴痛者多实。得食稍可者为虚，胀满畏食者为实。痛徐而缓，莫得其处者多虚，痛剧而坚，一定不移者为实。痛在肠脏中，有物有滞者多实，痛在腔胁经络，不干中脏，而牵连腰背，无胀无滞者多虚。脉与证参，虚实自辨。微实者，宜调不宜攻；大实者，或上或下，非攻不可；纯虚者，或气或血，非大补不可。”

《医学正传·胃脘痛》云：“盖木气被郁，发则太过，故民病有土败木贼之候也。夫胃为脾之腑，阳先于阴，故脏未病而腑先病也。甚而至于胁下如刀刺之痛者，已连及于脏矣，古方名为脾疼者是也。胃之上口名曰贲门，贲门与心相连，故经所谓胃脘当心而痛，今俗呼为心痛者，未达此义耳。虽曰运气之胜复，未有不由清痰食积郁于中、七情九气触于内之所致焉。是以清阳不升，浊阴不降，而肝木之邪得以乘机侵侮而为病矣。更原厥初致病之由，多因纵恣口腹，喜好辛酸，恣饮热酒煎煿，复餐寒凉生冷，朝伤暮损，日积月深，自郁成积，自积成痰，痰火煎熬，血亦妄行，痰血相杂，妨碍升降，故胃脘疼痛，吞酸嗳气，嘈杂恶心，皆噎膈反胃之渐者也。俗医不究其源，例以辛香燥热之剂治之，以火济火，遂成危剧，良可痛哉。古方九种心痛：曰饮，曰食，曰风，曰冷，曰热，曰悸，曰虫，曰疰，曰来去痛。夫所谓冷者唯一耳，岂可例以热药治之乎？详其所由，皆在胃脘，而实不在于心也。”

《杂病源流犀烛·胃痛》云：“胃痛，邪干胃脘病也，胃禀冲和之气，多气多血，壮者邪不能干，虚则着而为病，偏寒偏热，水停食积，皆与真气相搏而痛。”

二、各家诊疗特色

胃痛的发生与多种原因有关，如外感六淫、饮食劳倦、情志失调、先天禀赋不足等，均是导致胃脘痛发生的重要因素。其证有虚有实，其中，气机不畅、不通而痛是其基本病机，与多脏腑相关，其中与胃、肝、脾关系最为密切。因其症状各异，兼证复杂，是以在辨治中应明确病机，确定虚实，使方证相合。四位老先生均具有十分开明的态度和宽阔的胸怀，主张中西医团结合作，促进中西医学结合，共同为人民健康服务①，对疾病的诊治师古不泥，四医针对胃痛不同的病因病机，总结出一系列的治疗方法。现根据已出版图书和相关文献，整理如下。

孔伯华先生以脱胎于八纲辨证的两纲六要辨证为主，并将朱丹溪“郁证学说”内涵运用到内科杂病辨治中，应用通经、活络、疏散、清利、渗透等治法，重视协调肝脾肾之间的关系，在辨证求因基础上，常用“柔肝法”，强调以阴柔濡润之品滋阴濡津，柔肝平潜，并运用家传“大方脉”，以

① 佘靖，刘红旭．北京四大名医与中西医结合[J]. 中国中西医结合杂志，2001（11）：803-805.

"和法"调和脏腑之间功能关系，达到平衡状态[①]。孔氏认为胃病的病因病机，在内为饮食不节，邪气侵袭，导致胃失和降，气机郁滞，致使水变为湿，谷形成滞，于是气滞、湿阻、食积、火郁、痰结、血瘀诸疾患均可发生；在内为情志怫郁，或肝阳升发太过，或疏泄太过，从而出现诸脾胃病的症状表现，尤其强调肝脾的关系，"脾胃有病必系于肝，肝病必系于脾胃"，在治疗上重视调畅气机，因势利导[②]。如对胃脘痛之寒者，用吴茱萸、干姜、乌药等温之；气滞而痛者，多用乌药；肝旺克土者，以旋覆花、石决明等镇肝气，杏仁、紫苏子等降气以增抑肝之效；虫痛者，加乌梅、雷丸等杀虫安蛔之品[③]。

施今墨先生素有擅治脾胃病的医名，对胃痛的辨治颇有建树。在辨证上，注重四诊合参，并结合西医对疾病的认识，增强对疾病的诊断和定位，在治疗上又根据中医证型谨遵病机，力求方证相合。如在久病消化性溃疡的治疗中，立法用药不仅注重中焦脾胃，还根据病情着重于肾；对饥饱失常、劳役过度导致的胃脘痛，注重寒热虚实的病机，对寒者以附

① 马小丽．京城名医孔嗣伯学术思想述要[A]. 中国中医药研究促进会仲景医学分会．全国经方高级论坛贵阳行中华国医心血管专科经方大师研修班论文选集[C]. 中国中医药研究促进会仲景医学分会：中国中医药研究促进会，2017：3.

② 朱鸿铭．对孔伯华论治胃病的研讨[J]. 河北中医，1985（04）：10-11.

③ 北京中医学会《孔伯华医集》整理小组，孔伯华医集[M]，北京：北京出版社，1988：324-330.

子理中汤、二姜丸等温散寒邪，并合旋覆代赭汤降逆止痛，体现了中医辨证论治的思想[①]。施氏在胃痛的治疗中，不离“寒宜温，热宜清，实宜消，痛宜通”之大法。溃疡病易见寒象，常用方剂如良附丸、姜附汤、理中汤之类，习用药品有荜茇、吴茱萸、刀豆子、附子、肉桂、蜀椒、荜澄茄、草豆蔻、干姜等；若胃中有实热，常用方剂如三黄石膏汤、龙胆泻肝汤、三黄泻心汤之类，习用药品有栀子、知母、生石膏、龙胆、黄芩、黄连等；久病者多虚，常用方剂如四君子汤、参苓白术散之类，习用药品有参、芪、山药、莲肉、白扁豆、芡实、薏苡仁、生谷芽等；饮食不节者，常用方剂如保和丸、木香槟榔丸类，习用药品有枳实、枳壳、槟榔、神曲、鸡内金、厚朴、陈皮、山楂、炒麦芽等；“不通则痛”，通有通气、通血之别，亦有寒通、温通之分，胃脘痛治宜温通，常用方剂是正气天香散、沉香升降汤、九气拈痛散、手拈散等，气分药品有伽南香、檀香、藿香、丁香、香附、乌药、陈皮、厚朴、砂仁、豆蔻等。血分药品有乳香、没药、延胡索、丹参、五灵脂、三棱、莪术、三七、红花、桃仁、蒲黄等[②]。

汪逢春先生临证注重后天脾胃，非常重视调理脾胃功能，并强调对气机升降的调节[③]，这一思想体现在汪氏临证

---

① 祝谌予，翟济生，施如瑜，等．施今墨临床经验集 [M]. 北京：人民卫生出版社，1982：55-59.

② 陈亦洋．施今墨治胃八法 [J]. 中国社区医师，2007（18）：30.

③ 郭翔如．汪逢春学术思想与临床经验研究 [D]. 北京中医药大学，2005.

诊疗之中。对脾胃病的治疗，汪氏结合西医中对胃溃疡、胃炎、十二指肠溃疡等疾病的认识，在临床中相互结合参照，对胃痛的病因病机有更加全面整体的把握。其临床辨证精微，治方灵活，常用淡附片、淡吴茱萸、淡干姜、鲜煨姜温中；用党参、薏苡仁、炙甘草、连皮苓、秫米等益脾气，补脾阴；用焦苍术、川厚朴燥湿健脾；用木香、枳壳、新会陈皮、香橼皮、玫瑰花、鲜藿佩芳香化浊，疏肝和胃；用砂仁、白蔻仁醒脾开胃；用生熟谷麦芽、槟榔、鸡内金化滞和中；还常常喜用成药如左金丸、枳术丸、越鞠丸、香砂养胃丸、附子理中丸等入汤剂同煎以加强疗效[①]。

三、医案选注

1. 萧案

（1）纪男，三十七岁，一九五二年六月二十五日。

素有胃病，肝气亦旺，往往胸膈偏右作痛，牵及后背作痛，业经年余，时发时止，或重或轻。食物消化力薄，肝脾不和，为日太久，法当从本治。

米炒台党参三钱，土炒冬白术三钱，麸炒枳壳三钱，真郁金三钱，制乳香、制没药各三钱，佛手片四钱，焦鸡内金三钱，大腹皮三钱，沉香曲三钱，生稻芽、熟稻芽各三钱，

① 赵艳，孙晓光，彭建中．汪逢春辨治胃病验案举要[J]. 北京中医药，2011，30（06）：469-471.

生甘草二钱，干藕节五枚，鲜苇茎一尺。

二诊，六月二十七日。

服前方各病皆轻，胃痛虽未减，然气已不四窜。食物消化力仍薄，当依昨法加减再进。

台党参三钱，炒枳壳二钱，盐砂仁二钱，真郁金二钱，生稻芽、熟稻芽各三钱，焦鸡内金三钱，佛手片三钱，大腹皮二钱，沉香曲三钱，广木香二钱，生甘草三钱，生荸荠五枚。

三诊，服前方三剂后，胃已不痛，食物渐能消化。原方减郁金、木香，加花槟榔三钱，建泽泻三钱，茯苓四钱，再进。

按：肝脾不和为木土之争，治应培土泻木。一诊中萧氏以党参、白术培补中焦以行斡旋之权，鸡内金、生熟稻芽消食化积，助脾运化；枳壳、沉香、郁金、佛手、大腹皮行气疏肝，乳香、没药活血化瘀止痛。

（2）李男，二十岁，一九五三年六月二十一日。

据述头部作痛，两耳因之亦痛，并有黄水流出，其味发臭，多少不等。胃脘作痛食后更甚，胸中发热。此乃肝火太旺，肾水不足，无以涵木，故见此象，乃虚证也。宜小心将护，不宜过劳，疏方照服，得效再议。

北沙参四钱，蔓荆子三钱，西防风二钱，生栀子三钱，牡丹皮三钱，盐黄芩、盐黄柏各二钱，苍耳子二钱，甘枸杞三钱，甘菊花三钱，小川黄连五分，细生地黄四钱，抱木茯神四钱，生赤芍四钱，鲜白茅根五钱，生甘草二钱，生藕节三枚。

二诊，六月二十九日。

药后尚安。原方加夜交藤一两，合欢花三钱，白芷三钱，女贞子四钱，减苍耳子、西防风，再进。

三诊，七月十六日。

据述服药多贴，病虽减而未愈，每饭后胃仍作痛，腹部亦胀，消化不良，头沉重而不能抬。此阴虚生内热也，当从本治，依法加减再进。

南沙参四钱，制厚朴二钱，沉香曲三钱，真郁金二钱，五味槟榔三钱，炒栀子三钱，生谷芽、熟谷芽各三钱，大腹皮三钱，佛手片三钱，焦鸡内金三钱，盐黄芩、盐黄柏各二钱，生甘草二钱，生藕节三枚。

四诊，七月十九日。

药后胃腹胀痛稍轻。

按：水不涵木，肝火犯胃。本病涉及肝、胃、肾，以栀子、黄芩、黄柏、菊花、黄连清肝火；苍耳子、蔓荆子、防风引药入颠，清中有疏散；北沙参、生地黄、白茅根、枸杞子滋水涵木，以缓肝急；茯神健脾安神，藕节通胃窍，合白茅根、赤芍、牡丹皮凉血泄热。二诊仍以此意再进，三诊胃痛腹胀，以厚朴、沉香曲、槟榔、谷芽、大腹皮、鸡内金、佛手消积导滞，理气和胃；南沙参养胃肾之阴；栀子泄热；郁金疏肝；藕节凉血通窍。

（3）赵女，十二岁，一九四九年八月十日。

据述食物不甘，下胃则思呕吐，咳嗽有痰，业已数年，往往干呛而呕不出物。此乃肝胃有热所致，法当清肺降胃以消息之。

焦白术二钱，炒枳壳三钱，姜竹茹三钱，肥知母三钱，川贝母三钱，川黄连二钱，茯苓三钱，法半夏三钱，沉香曲四钱，苦杏仁三钱，天花粉四钱，苦桔梗三钱，炒稻芽三钱，紫苏梗二钱，鲜生姜一片，生藕节五枚。

二诊，八月二十四日。

脉见弦数，舌尖干黄，左口角生疮，颈下起核，食物仍作呕吐。乃肝胃两经有热之故，仍当清降。

生石膏四钱，白蒺藜三钱，忍冬藤四钱，龙胆二钱，净连翘二钱，淡竹茹三钱，天花粉三钱，苦杏仁二钱，川黄连二钱，盐黄芩、盐黄柏各二钱，大麦冬二钱，橘核三钱，肥知母三钱，川贝母三钱，生甘草二钱，生藕节五枚，生苇茎一尺。

按：肝火犯胃，法以佐金平木，以黄连温胆汤为主方清热化痰；杏仁、浙贝母、天花粉、桔梗化痰清肺；焦白术斡旋中焦；稻芽消积导滞；沉香曲、紫苏梗理气和胃；藕节通胃窍，凉血泻火。二诊脉见弦数，肝火更盛，以龙胆、黄连、黄芩、黄柏、忍冬藤、生石膏、知母泻利三焦实火，连翘、橘核、天花粉、川贝母清解郁结之火，合杏仁兼化痰热；麦冬顾护胃阴。

2. 孔案

（1）居妇，九月三十日。

肝家气逆，上犯中脘，遂发痛楚旧疾，甚则牵及胁背，脾湿亦盛。舌苔白腻，脉象弦滑而数，左大于右，亟宜柔肝化气，以缓中焦。

连皮苓四钱，旋覆花钱半，厚朴花钱半，赭石钱半，白高粱米四钱，合欢皮五钱，台乌药三钱，川郁金二钱，炒稻芽五钱，法半夏三钱，百合五钱，橘核三钱，杏仁泥三钱。

按：肝气犯胃，治以泻肝平木，培土制木，以旋覆代赭汤平肝降逆，百合乌药散缓急止痛，以乌药、厚朴、郁金、橘核平中带疏，茯苓健脾利湿，稻芽消食导滞。

（2）刘男，二月二十日。

湿热生虫，肝胃不和，脘腹痛楚，食后较减，脉弦滑实。宜柔肝和胃，兼用杀虫之品。

石决明一钱，炒六神曲三钱，白蒺藜三钱，旋覆花三钱，生赭石三钱，雷丸三钱，云茯苓四钱，乌药四钱，炒枳实一钱五分，炒枳壳一钱五分，焦槟榔一钱五分，盐橘核四钱，车前子三钱，榧子肉三钱，生甘草三钱。

二诊，二月二十二日。

加大青叶三钱，熟大黄一钱，玄明粉一钱。

按：肝胃不和，以石决明、赭石、旋覆花、白蒺藜平肝降气；乌药、枳实、枳壳、焦槟榔、橘核、六神曲疏肝消滞；雷丸、榧子肉杀虫。

（3）张男，六月十八日。

脾湿肝郁，痞于中脘，时或痛楚，窜及胸胁，便秘，畏饮，纳物亦少，舌苔白腻，脉弦滑，右脉空大，左脉较实。亟宜渗化醒中，柔肝散结。

生牡蛎三钱，旋覆花二钱，土炒台乌药三钱，陈皮二钱，云茯苓三钱，赭石二钱，川郁金三钱，瓜蒌仁三钱，炒秫米三钱，槟榔炭八分，厚朴花三钱，稻芽三钱，仙露半夏二钱。

按：肝郁脾虚，湿热停滞，以旋覆代赭汤平肝降逆和胃，牡蛎平肝，乌药、郁金、厚朴花疏肝，稻芽、槟榔导滞，瓜蒌仁宽胸通便，炒秫米健脾和胃。此方平中有疏，通中有补。

3. 施案

（1）时男，五十二岁。

胃脘痛十年之久，时发时止，饮食失调或遇凉或饥饿则发作，得食稍缓。平素喜热饮，经市立三院检查，诊断为消化性溃疡。三日前，不慎于食，又复感寒，以致引发旧疾，脘痛不休，嗳气频频，泛酸，有时食后欲呕，嘈杂不适，热敷减轻，但不能止，影响睡眠，身倦少力，大便微溏，舌苔薄白，脉沉细。

干姜炭钱半，高良姜钱半，制附片二钱，砂仁、白蔻仁各钱，白檀香钱半，赭石四钱，旋覆花二钱，姜厚朴钱半，刀豆子四钱，野白术三钱，米党参三钱，炙甘草钱。

二诊，服药五剂，一周未发疼痛，食量稍增，但有时仍觉胃脘不适，大便日一次，原方加量。

制附片三钱，米党参四钱，茯苓块三钱，干姜炭钱半，砂仁钱，赭石四钱，旋覆花二钱，高良姜钱半，白蔻仁钱，野白术三钱，广陈皮炭二钱，川厚朴钱半，炙甘草钱半。

另：丁香、檀香各六分，研极细粉，分二次冲服。

按：胃脘痛每与饮食失调或遇冷或饥饿时发作，得食而缓，为中焦虚寒之证，兼大便微溏，身倦少力，脉沉细，故以附子理中丸加减，因就诊时食后欲呕，嗳气频频，故合旋覆代赭汤降逆气。

（2）王男，四十岁。

胃脘疼痛半年余，屡愈屡发，断续不止，痛甚时掣及腰部，进食后稍感舒适，二三小时后痛又发作。食不甘味，大便燥结色黑，三四日一次，腹胀而有矢气。前曾在市立三院检查，诊断为消化性溃疡，舌苔黄垢，脉弦数。

杭白芍五钱，火麻仁五钱，炒枳壳二钱，莱菔子二钱，香附三钱，桃仁、杏仁各三钱，细丹参五钱，川厚朴钱半，炙甘草二钱。

二诊，服药六剂，胃脘痛见轻，食欲渐增，大便仍结，一二日一行，带有黑色，舌苔仍垢。

杭白芍四钱，炙甘草三钱，炒白术三钱，炒枳壳钱半，茯苓三钱，晚蚕沙三钱，炒皂角子二钱，川厚朴钱半，佩兰叶三钱，火麻仁五钱，米丹参五钱。

三诊，服八剂，其间只痛一次，食欲转佳，大便已畅，日行一次，色黄，有时仍感脘腹胀闷不适，拟方常服。

野党参三钱，沉香二钱，砂仁钱，野白术三钱，半夏曲二钱，白蔻仁钱，茯苓三钱，广陈皮炭二钱，香附三钱，川厚朴钱半，炒枳壳钱半，火麻仁四钱，炙甘草二钱。

按：胃脘痛反复发作，而大便燥结数日一行，腹胀，脉弦数，经云腑以通为用，故先以麻子仁丸通腑理气，二诊虽有小效，但大便仍结，继续加大通腑力度，三诊，症状均有好转，大便已通畅，以六君子合麻子仁丸加减继续调理。

4. 汪案

（1）刘左，五十三岁，四月十七日。

春寒料峭，胃病复发，呕吐酸苦黄水，且有血丝，面黄无华，气息短促，舌苔黄厚，大便干结，两脉弦滑而数。营阴太亏，胃病已久。拟镇逆安中，以观其后。

旋覆花二钱，左金丸二钱，鲜枇杷叶三钱，鲜竹茹三钱，干芦根一两，鲜橘皮四钱，煨姜七分，苏子霜钱五，川大黄炭钱五，顶头赭石一两，冬瓜子一两。

二诊，四月十九日。

呕吐虽止，左肺部作痛，其势颇剧，心跳气促，舌苔黄厚，两脉细弦而滑。胃病及肺，深虑动络见红。姑再以昨法加减味，备候高明政定。

旋覆花钱五，左金丸钱五，鲜枇杷叶三钱，姜竹茹三钱，小枳壳钱五，焦麦芽四钱，橘子络钱五，紫苏子钱五，陈廪米一两，丝瓜络三钱，苦杏仁三钱，鲜橘皮三钱，薤白头四分。

按：本案看似症状局限于胃脘部，出现呕吐、便结等表现，实则乃是肝脾肺三脏之间的生克制化关系的紊乱。其中肝脏生理功能失常乃其中之主要病机。患者面黄无华，显系中焦不足。肝阴不足，肝气横逆犯胃，土虚木贼，从而出现吐酸、两关脉弦滑而数之象。而同时肝火过盛，木火刑金，导致灼伤肺络，出现肺痛吐红之症。

（2）王左，二十二岁，四月二十四日。

胃病已久，跃动不安，痛掣两胁，后引腰际，气逆左嗳，两脉细弱无力。青年中气不足，姑以香运和中。

香砂平胃丸五钱，旋覆花二钱，左金丸钱五，鲜煨姜七分，延胡索钱五，陈香橼钱五，鸡内金三钱，建泽泻二钱，佛手片三钱，新绛屑钱五，连皮苓四钱，麸枳壳钱五，制半夏二钱。

二诊，四月二十七日。

旋覆花二钱，顶头赭石一两，鲜煨姜七分，附子理中丸五钱，赤苓四钱，新绛屑钱五，生赤芍、熟赤芍各钱五，建泽泻三钱，淡吴茱萸钱五，佛手片三钱，鸡内金三钱，制半夏三钱，陈廪米一两。

按：胃中悸动，仲圣名言为中焦痰饮，需遵经旨“病痰饮者，当以温药和之”。从汪先生医案中选用干姜、吴茱萸等温性药物，同时配合诸多理气、利水之品，终使中焦痰饮蠲除而病愈。

（3）齐女士，十九岁，四月十八日。

左胁及虚里跃动且胀，乍轻乍重，胸闷气滞，舌苔白，质绛，大便溏泄，左脉细濡，右弦滑。胃中停饮之症，拟疏泄分化。

旋覆花钱五，真新绛屑钱五，赤苓皮四钱，建泻片二钱，鲜枇杷叶三钱，制半夏三钱，大腹皮三钱，通草钱五，全瓜蒌钱五，鲜佛手三钱，猪苓三钱，青葱须三钱，落水沉香末一分，真琥珀末二分。

二诊，四月二十一日。

左胁与虚劳动胀均减，胸闷较舒，大便未泻，小溲渐畅。舌苔白，质绛，两脉细弦而濡。饮停化而未净，再以疏泄胃中之水。

旋覆花钱五，鲜枇杷叶三钱，逍遥丸四钱，全瓜蒌五钱，鲜佛手三钱，猪苓四钱，制半夏钱五，连皮苓四钱，建泽泻三钱，真新绛屑钱五，大腹皮三钱，青葱须三钱，上上落水沉香末一分，真琥珀末二分。

按：汪先生治疗疾病重视舌诊。本案患者表现为舌质绛，乃是血瘀之象，故而参照吴鞠通之香附旋覆花汤，重用理气化饮之品而愈。

（4）白左，六十岁，七月二十八日。

两脉细弦且迟，舌苔白腻且滑，饮食不下，其状如噎，甚则作吐，势将噎膈。老年气衰，姑以辛温和胃，防增呃逆。

淡吴茱萸钱五，姜竹茹三钱，柿蒂一钱，旋覆花二钱，鲜枇杷叶三钱，淡附片钱五，炙陈皮一钱，公丁香二尺，煨姜一钱，赭石一两，苦杏仁三钱，刀豆子三钱，戈制半夏五分。

按：高年病噎，实应警惕！脉细乃中气不足之征，弦则为气机阻塞之象，迟脉主寒。舌苔白腻而滑恰说明患者体内痰饮较盛，故汪先生在治疗时首重温化痰饮，次则疏通气机。本方药多辛温之品，冀其胃气和顺。

（5）寇左，四十二岁，一月十七日。

卧则冲气上逆，咳嗽吐痰，因此不能安寐。舌苔浮黄腻厚，左脉弦滑，右部细弱。胃有饮浊，消化不良。拟以《灵枢》法加减。

制半夏三钱，旋覆花二钱，赭石一两，鲜枇杷叶三钱，苦杏仁三钱，制厚朴钱五，北秫米一两，新会陈皮钱五，莱菔子三钱，苏子霜钱五，姜竹茹三钱，川大黄炭钱五，赤茯苓四钱，建泽泻三钱，明矾三分，真郁金二两。

二诊，一月二十二日。

进《灵枢》法，佐以澄清化浊之味，气逆已平，痰涎亦少，舌苔未化，胃纳尚佳。左脉弦滑，右部细弱。再以前法加减。

旋覆花二钱，橘半枳术丸五钱，鲜枇杷叶三钱，制厚朴钱五，苦杏仁三钱，鲜橘子皮四钱，淡吴茱萸钱五，顶头赭石一两，川大黄炭钱五，紫苏子钱五，北秫米一两，赤茯苓皮四钱，明矾五分，真郁金三分。

按：经云“胃不和则卧不安”，并进一步指出治疗痰湿不寐的良方是半夏秫米汤。本案即以半夏秫米汤加以化裁而成。因患者尚有咳嗽的症状，故在此基础上加入止咳化痰之品，在治疗兼症的同时亦有助于主症之治疗。

黄　疸

一、文献记载

黄疸是以身黄、目黄、小便黄为主要表现的一种常见肝胆病症，可由感受湿邪疫毒，肝胆气机受阻，疏泄失常，胆汁外溢所致，古代称为“黄瘅”。本病症包括阴黄、阳黄、急黄，常并见于胁痛、胆胀、鼓胀、肝癌等，与西医学的黄疸意义相同，大体相当于西医学中肝细胞性黄疸、阻塞性黄疸、溶血性黄疸，以及病毒性肝炎、肝硬化、胆石症、胆囊炎、某些消化系统肿瘤和出现黄疸的败血症等，若以黄疸为主要表现者，可参考黄疸辨证治疗。

黄疸的论述始见于《内经》。《素问·平人气象论》云：“溺黄赤，安卧者，黄疸……目黄者，曰黄疸。”《灵枢·论疾诊尺》曰：“身痛而色微黄，齿垢黄，爪甲上黄，黄疸也，安卧，小便黄赤，脉小而涩者，不嗜食。”对本病的主要临床表现均有描述。

《伤寒论·辨阳明病脉证并治第八》云：“阳明病，发热汗出者，此为热越，不能发黄也。但头汗出，身无热，剂颈而还，小便不利，渴引水浆者，此为瘀热在里，身必发黄，茵陈蒿汤主之。”“伤寒发汗已，身目为黄，所以然者，以寒湿在里不解故也。以为不可下也，于寒湿中求之。”“伤寒七八日，身黄如橘子色，小便不利，腹微满者，茵陈蒿汤主之。”

《金匮要略·黄疸病脉证并治第十五》云：“寸口脉浮而缓，浮则为风，缓则为痹。痹非中风，四肢苦烦，脾色必黄，瘀热以行。”“趺阳脉紧而数，数则为热，热则消谷，紧则为寒，食即为满。尺脉浮为伤肾，趺阳脉紧为伤脾，风寒相搏，食谷即眩，谷气不消，胃中苦浊，浊气下流，小便不通，阴被其寒，热流膀胱，身体尽黄，名曰谷疸。”“夫病酒黄疸，必小便不利，其候心中热，足下热，是其证也。酒黄疸者，或无热，靖言了了，小腹满欲吐，鼻燥；其脉浮者，先吐之，沉弦者，先下之。”“病黄疸，发热烦喘，胸满口燥者，以病发时，火劫其汗，两热所得，然黄家所得，从湿得之。一身尽发热而黄，肚热，热在里，当下之。”尤在泾言：“治此病者，必先审其在表在里，而施或汗或下之法。若一身尽热而腹热尤甚，则其热为在里，里不可从表解，故曰当下。”本篇以湿热发黄为重点，尚论及了火劫发黄、燥结发黄、女劳黄及虚黄等，并载茵陈蒿汤、栀子大黄汤、茵陈五苓散等方药多首。

《肘后备急方·治卒发黄疸诸黄病》论述了许多方剂。《小品方·治发黄患淋诸方》云：“黄疸，麻黄醇酒汤主之方……治黄疸，身目皆黄，皮肤曲尘出，三物茵陈蒿汤方。”

《太平圣惠方·治黄疸诸方》记载了黄疸诸方：“夫黄疸

之病者，是酒食过度，脏腑热极，水谷相并，积于脾胃，复为风湿所搏，结滞不散，热气郁蒸所为也。故食已即如饥，其身体、面目、爪甲、牙齿及小便尽黄，而欲安卧，或身脉多赤、多青，皆见者，必发寒热，此皆疸也。得而渴者，其病难疗；而不渴者，其病易治。发于阴部，其人必呕；发于阳部，必振寒而热发也。治黄疸，心神烦躁，小便赤，大便难，不得安卧，茵陈散方……治黄疸，面目爪甲皆黄，心膈躁闷，宜用瓜蒂吹鼻散方。”

《圣济总录·黄疸门》分九疸三十六黄，黄疸统论载：“论曰疸病正有五种。一曰黄疸，二曰黄汗，三曰谷疸，四曰酒疸，五曰女劳疸。一黄疸者，遍身面目悉黄如橘。二黄汗者，身体洪肿。汗出如黄柏汁，不渴，状如风水。三谷疸者，食毕头眩，心中怫郁不安而发黄。四酒疸者，心中懊痛，足肿满，小便黄，面发赤斑黄黑，由大醉当风入水所致。五女劳疸，身目皆黄，发热恶寒，小腹满急，小便难，由大劳大热。房室过伤。此五者，症状虽异，大率多因酒食过度，水谷相并，积于脾胃，复为风湿所搏，热气郁蒸，所以发黄为疸。其证食已如饥，曰胃疸。额上黑，足下热，曰黑疸。其因伤寒时气后变成黄者，缘阳明病无汗小便不利，热瘀在里，心中懊侬，身必发黄。若被火额上微汗出，而但小便不利，亦发黄，其状如橘色，腹微满，此亦由寒湿不散，瘀热在于脾胃故也。然又有九疸、三十六黄。其证其名。悉各不同。治皆有法，具如后章。凡黄病当利其小便，疸而渴者，其病难治。疸而不渴者，其病可治。”

《灵素节注类编·黄疸》云：“湿热蕴积而成黄疸，有阴阳之分。其色晦滞者为阴，属脾病；色鲜明者为阳，属胃病。此条脉小而涩，阳气不振而脾困，故安卧不嗜食，身痛而色微黄，则不鲜明，乃是脾病之阴黄也。本经又云：溺黄赤安卧者，黄疸；已食如饥者，胃疸。可见黄疸是不嗜食之阴黄，已食如饥者名胃疸，即阳黄也。仲景所云身黄如橘子色，则鲜明为阳黄，故用茵陈蒿汤，以大黄下之；若阴黄，当用苍术二妙散，或正气散等方，口渴喜冷者，兼阳明证，宜苍术白虎汤加茵陈。仲景《金匮要略》又分谷疸、酒疸、女劳疸诸证，更当详究之。”

《医灯续焰·五疸脉证》云：“五疸实热，脉必洪数，涩微属虚，最忌发渴。疸者，黄疸也，谓湿疸、谷疸、女劳疸、酒疸及黄汗也。名虽分五，实脾胃为之总司，湿热为之原始。”

《杂病源流犀烛·诸疸源流》对黄疸的传染性和严重性做了论述：“又有天行疫疠，以致发黄者，俗称之瘟黄，杀人最急。”

二、各家诊疗特色

就查阅到的文献资料而言，四位先生验案中多从湿热论治“黄疸”，法取清化，并兼顾脾胃，治疗各具特色。先将文献相关论述摘录如下。

《北平四大名医医案选集》[1] 载有萧龙友先生治疗黄疸的两则案例，其中一例患儿夹食滞，清化同时兼顾脾胃。另一则案例考虑病程久，从本治疗，从肝胆湿热着眼。

《孔伯华中医世家医学传习录》载："肝与胆相表里，若阳怫于上，热积胸中，阳气上燔，则发为黄疸。黄疸者，目先黄。《素问·平人气象论》曰'目黄者曰黄疸'。《灵枢》曰'目黄者，病在胸'是也。又肾劳胞热，溺黄赤，身黄额黑，两足如烘，腹胀便溏，日晡发热之女劳疸，乃病亦生于肝。更有西医所谓肝硬变者，其症两胁鼓胀，右上腹刺痛，胸脘闷楚，食后尤甚。面目发黄或色赤黑，渐则腹隆，成为鼓胀。水液聚而不化，其腹大筋起，不能转侧者，为单腹胀；其腹胀身皆大，胸锁肩背赤痕红缕者，为血肿。脉象弦滑者吉，弦细不良。研究者每因久治不愈，辄曰此症难医。殊不知此乃肝瘀，恚怒不节，气逆伤肝是其因，瘀滞硬变是其果。盖肝伤瘀滞，则疏泄难通，瘀滞既久，则络塞不达，络塞则硬化生矣。原即由此循序渐进而来，故痞满鼓胀，刺痛闷楚诸证，随之相继发生。胆为肝之表，肝既硬固，胆则受阻，胆阻则黄疸生焉。肝为气血之海，体阴而用阳，本为刚脏，益病益强，迄于硬化，则不得行其职矣，以致血失所藏，气失所统，水气泛溢，鼓肿遂成。常予以疏肝化瘀，调气达络，

① 张绍重，李云，鲍晓东．北平四大名医医案选集 [M]. 北京：中国中医药出版社，2010：90.

则肝可逐渐软，鼓可逐渐消，水气轻减，血气宣通，诸症亦随之而愈矣。”

《施今墨临床经验集》记载验案一则[①]："姜男，二十七岁，半月前曾发热二日，旋即眼球皮肤发黄。在机关诊所治疗，发热虽退，黄疸未除，且现胸胁刺痛，呃逆不思食，小便深黄，大便干结，舌苔黄厚，脉弦数。"先生以为"急性黄疸，清热利湿为法，治之尚易。常以茵陈三物汤、小柴胡汤加利湿健胃药治之，疗效甚显"。其中先生以"绿豆配大豆黄卷"对药取效甚捷。

《泊庐医案》载有的汪逢春先生的黄疸验案多以湿热为主，从湿热蕴结少阳、阳明及少阳阳明湿热不化辨证，法取轻香泄化、清泻苦化、和胃气等[②]。

三、医案选注

1. 孔案

（1）丁男，四月十一日。

脾湿胆热，上蒸发黄，脉弦滑而数大，口不渴，舌赤，思食冷物，是为阳黄。拟予茵陈蒿汤加味。

---

① 施今墨著，祝谌予整理. 施今墨临床经验集 [M]. 人民卫生出版社，1982：250.

② 任何. 中国名医医案要略 [M]. 合肥：安徽科学技术出版社，2009：448.

生川大黄二钱，知母四钱，青竹茹一两，生石膏一两，焦栀子三钱，川黄柏四钱，龙胆钱半，广陈皮二钱，嫩茵陈五钱，莲子心二钱，滑石块五钱，广藿香三钱，忍冬花三钱，玄明粉一钱，紫雪丹四分。

按：阳黄用茵陈蒿汤源于《伤寒论》，患者舌赤脉数大，为三焦热盛，以龙胆、黄柏、生石膏、知母、玄明粉、紫雪丹荡涤三焦之热，藿香、竹茹利湿化浊，力专效宏。

（2）周男，五月十一日。

湿热过盛，面部有发黄意，小溲仍浊，精力疲乏，舌苔白腻，脉弦滑数，治以清化湿热，从阴分导之。

生鳖甲钱半，滑石块五钱，谷芽三钱，稻芽三钱，知母三钱，嫩茵陈二钱，炒橘核五钱，生桑皮三钱，川黄柏三钱，栀子炭三钱，云茯苓四钱，大腹皮钱半，川黄连钱半，川牛膝三钱，车前子三钱，冬瓜皮一两。

二诊，五月十四日。

连进前方药后，症状好转，但肝热脾困尚未消除，大肠有湿滞之象，眠食亦均未复，再依前方加减。

生石决明六钱，滑石块五钱，夜交藤一两，知母三钱，生鳖甲钱半，茯苓四钱，川黄柏三钱，炒稻芽三钱，炒谷芽三钱，嫩茵陈三钱，盐橘核五钱，大腹皮二钱，龙胆一钱，朱莲心钱半，车前子三钱，川牛膝三钱，鲜冬瓜皮一两。

按：面黄溲浊，苔腻脉弦滑数为湿热之热重于湿，以茵陈、桑皮、黄柏、栀子、黄连清利三焦湿热，鳖甲、橘核软坚散结，合川牛膝疏理肝经郁滞，滑石、冬瓜皮、车前子利尿泄热，给邪出路，谷芽、稻芽消积导滞，大腹皮理气除胀，茯苓健脾利湿，二诊湿热未除，热扰神明，以龙胆清利肝经湿热，莲子心泻心火，生石决明重镇安神。

2. 施案

庞男。

发热三十八度一，头痛而晕，肤色呈黄，恶心欲呕，大便不通，胸膈满闷，食欲缺乏。

大豆黄卷两，绿茵陈三钱，栀子衣钱半，川大黄炭钱半，炒吴茱萸二分，炒黄连八分，青竹茹二钱，清半夏三钱，条黄芩二钱，鲜芦根一尺，鲜白茅根五钱，白通草钱半，鲜生地黄、大生地黄各三钱，赤芍二钱，白僵蚕钱半，蔓荆子钱半，广陈皮炭三钱。

二诊。

前方连服三剂，大便通，小便利，恶心止，头痛除，体温降至三十七度四，皮肤呈淡黄色，食欲仍未开，胸膈时满闷，拟再进前法。

大豆黄卷两，赤白芍各二钱，醋柴胡钱半，茵陈蒿三钱，栀子衣钱半，川大黄炭钱半，白茅根四钱，鲜生地黄、大生地黄各三钱，清半夏三钱，条黄芩二钱，苦桔梗钱半，炒枳壳钱半，白杏仁二钱，干薤白二钱，厚朴花、代代花各钱半，广陈皮炭三钱，炙草梢钱，益元散三钱，车前子三钱。

三诊，前方又服三剂，二便均极通利，胸膈畅快，食欲渐开，体温正常，皮肤黄色退降。

豆黄卷六钱，杭白芍三钱，醋柴胡钱半，绿茵陈三钱，栀子衣钱半，六神曲、半夏曲各二钱，条黄芩二钱，佩兰叶三钱，厚朴花、代代花各钱半，生谷芽、生麦芽各三钱，广陈皮炭三钱，苦桔梗钱半，炒枳壳钱半，白杏仁二钱，干薤白二钱，炙甘草五分。

四诊，前方又服二剂，诸症大减，拟用丸药全功。每日早服香砂六君子三钱，夜临卧服加味保和丸、加味逍遥丸各钱半。均用白开水送服，可服半月。

按： 低热、头晕痛、恶心欲呕为湿热蒙蔽上焦，大便不通、胸膈痞闷为脾胃失于升清降浊，湿热阻闭，一诊以茵陈蒿汤泻利湿热，从大便而出，佐以大豆黄卷宣透湿邪，白通草利湿泄浊，左金丸平复肝气而止呕，合竹茹、清半夏、黄芩，辛开苦降，燮理中焦，又以芦根、生地黄等顾护阴液，以防湿热日久耗伤阴液。二诊诸症减轻，以小柴胡汤合茵陈蒿汤加减通利三焦湿热，最后以调和肝脾药收功。

3. 汪案

查女士，十七岁，八月十九日。

面目黄浊，中脘烦杂，夜寐惊惕不安，腹部阵痛，大便干结，舌苔黄厚，两脉细弦而濡。湿热蕴蓄少阳、阳明，留恋不化。拟以清香泄化，安和胃气。

佩兰钱五，瓜蒌皮四钱，鹿衔草三钱，冬瓜子一两，朱茯神四钱，白蒺藜三钱，焦栀子钱五，枯黄芩钱五，赤苓皮四钱，制半夏钱五，绿茵陈三钱，姜竹茹三钱，郁李仁三钱，建泽泻二钱，香青蒿钱五，酒制大黄二分，白蔻仁二分。

二诊，八月二十二日。

香青蒿钱五，制半夏二钱，朱茯神四钱，冬瓜子一两，绿茵陈三钱，姜竹茹三钱，鹿衔草三钱，方通草钱五，焦栀子钱五，枯黄芩钱五，全瓜蒌五钱，新会陈皮钱五，酒制大黄二分，白蔻仁二分。

三诊，八月二十五日。

面目发黄渐渐退净，大便通而不畅，神烦善怒，牙床痛，两脉细弦而滑。再以清泻苦化，分利阳明。

香青蒿钱五，姜竹茹三钱，焦栀子二钱，块滑石五钱，绿茵陈三钱，全瓜蒌五钱，郁李仁三钱，生石决一两，牡丹皮钱五，新会皮一钱，真郁金二钱，小木通一钱，酒制大黄二分。

四诊，八月二十七日。

屡进温胆分化，目黄退净，二便亦调，神烦较减，牙痛不已。舌苔薄黄，两脉弦滑。拟再以泄化余邪。

香青蒿钱五，绿茵陈三钱，块滑石五钱，姜竹茹三钱，牡丹皮钱五，全瓜蒌五钱，生石决明一两，佛手花一钱，焦栀子钱五，真郁金二钱，赤芍药钱五，小川黄连一钱，冬瓜子皮各五钱，小木通一钱。

按：汪先生治疗疾病，多在仲圣经法的基础上加以化裁。本案黄疸患者大便干结，舌苔黄厚，两脉细弦而濡，乃是少阳阳明合病。因此处以蒿芩清胆汤合茵陈蒿汤加减，取其和解少阳、分消走泄、清利湿热之功而渐获效。

消　渴

一、文献记载

消渴病名最早见于《黄帝内经》，是以多饮、多食、多尿、形体消瘦或小便有甜味为特征的病症。《内经》中还分别有消瘅、肺消、膈消、消中等名称的记载。

古代文献中关于消渴的论述如下。

《素问·奇病论》曰："此人必数食甘美而多肥也，肥者令人内热，甘者令人中满，故其气上溢，转为消渴。"

《素问·气厥论》曰："肺消者，饮一溲二。"

《素问·腹中论》曰："夫子数言热中消中，不可服高梁芳草石药，石药发瘨，芳草发狂。夫热中消中者，皆富贵人也。"

《灵枢·五变》曰："五脏皆柔弱者，善病消瘅……怒则气上逆，胸中蓄积，血气逆留，髋皮充肌，血脉不行，转而为热，热则消肌肤，故为消瘅。"

《临证指南医案·三消》云："心境愁郁，内火自燃，乃消证大病。"

《症因脉治·外感三消》云："酒湿水饮之热，积于其内，时行湿热之气，蒸于其外，内外合受，由积成热，湿热转燥，则三消乃作。”

《外台秘要·卷第十一》:“《古今录验》云：消渴病有三，一渴而饮水多，小便数，有脂如麸片，甜者皆是消渴也。二吃食多，不甚渴，小便少，似有油而数者，是消中也。三渴饮水不能多，但腿肿脚先瘦小，阴痿弱，数小便者，是肾消也。”

上述文献记载详细论述了消渴的病因多由先天禀赋不足，素体阴虚或复因饮食失节、情志不遂或劳欲过度所致。

《景岳全书·论治》云:“治消之法，最当先辨虚实，若察其脉证果为实火致耗津液者，但去其火则津液自生，而消渴自止。若由真水不足，则悉属阴虚，无论上、中、下急宜治肾为主，必使阴气渐充，精血渐复，则病必自愈。若但知清火，则阴无以生，而日见消败，益以困矣。”

《医学心悟·三消》云:“渴而多饮为上消，消谷善饥为中消，口渴、小水如膏者，为下消。三消之症，皆燥热结聚也。大法，治上消者，宜润其肺，兼清其胃，二冬汤主之；治中消者，宜清其胃，兼滋其肾，生地八物汤主之；治下消者，宜滋其肾，兼补其肺，地黄汤、生脉散并主之。夫上消清胃者，使胃火不得伤肺也；中消滋肾者，使相火不得攻胃也；下消清肺者，滋上源以生水也。三消之治，不必专执本经而滋其化源则病易痊矣。”

《临证指南医案·三消》云:“三消一症，虽有上中下之分，其实不越阴亏阳亢，津涸热淫而已。考古治法，唯仲景之肾气丸，助真火蒸化，上升津液。本事方之神效散，取水中咸寒之物，遂其性而治之。二者可谓具通天手眼，万世准绳矣。他如易简之地黄引子、朱丹溪之消渴方，以及茯苓丸、黄芪汤、生津甘露饮，皆错杂不一，毫无成法可遵。至先生则范于法，而不囿于法。如病在中上者，膈膜之地，而成燎原之场，即用景岳之玉女煎、六味之加二冬龟甲旱莲。一以清阳明之热，以滋少阴；一以救心肺之阴，而下顾真液。如元阳变动而为消烁者，即用河间之甘露饮，生津清热，润燥养阴，甘缓和阳是也。至于壮水以制阳光，则有六味之补三阴，而加车前牛膝，导引肝肾，斟酌变通，斯诚善矣。”

《备急千金要方·卷二十一》云：“其所慎有三：一饮酒，二房室，三咸食及面。能慎此者，虽不服药而自可无他。不知此者，纵有金丹亦不可救，深思慎之。又曰：消渴之人，愈与未愈，常须思虑，有大痈，何者？消渴之人，必于大骨节间发痈疽而卒。”

《儒门事亲·三消论》云：“夫消渴者，多变聋盲、疮癣、痤痱之类。”

消渴病初以燥热伤津为主，渐致阴精不足，病久则气阴两虚或阴阳两虚，并兼有瘀血阻络。根据临床表现不同，消渴又可表现为上、中、下三消。总体来说，消渴病变脏腑主要在肺、胃、肾，尤其以肾为关键。古代医家对消渴的认识不断充实发展，已经认识到消渴可并发痈疽、眼疾、疮癣、痤痱等症。

二、各家诊疗特色

中医认为，消渴病病因病机不外先天禀赋不足，五脏虚弱；饮食不洁，积热伤阴；情志失调，郁火伤阴；过服温燥，耗伤阴液等。其病变虽与五脏相关，但主要以肺、脾（胃）、肾为主。从“上消、中消、下消”辨治者多。萧龙友、施今墨、孔伯华、汪逢春先生论治消渴病各具特色。查阅文献可知，萧先生注重情志调摄，施先生分期论治善用药对，孔先生从肝脾调整，汪先生注意脾胃调护。就文献资料摘录，浅析如下。

在查找到的文献中，萧龙友先生治疗消渴病的专论不多，但萧先生治疗消渴经验丰富。有学者[①]总结《北平四大名医医案选集》中，萧先生治疗消渴等病十分重视情志调理，对郁金、橘络、合欢花等药多有应用，对沙参应用多有心得。先生在用药上还常用生梨皮、生荸荠等食品。

施今墨先生[②]认为糖尿病的症状相当于中医的消渴病，

① 张梦鸽，何昆，郭智钰，等．北平四大名医医案中消渴病证治规律的研究 [J]. 中国中医药现代远程教育杂志，2016，14（22）：55-57.

② 施小墨，陆寿康编著．中国百年百名中医临床家丛书——施今墨 [M]. 北京：中国中医药出版社，2004.

多食而瘦、多饮、多尿等主要症状均与脾胃有关。消渴辨证以虚、实、寒、热为主，临床观察以虚证、热证为多，实证、寒证较少。虚证又有阴虚、阳虚之别，尤以肝肾阴虚、脾胃气虚最为常见。肾为先天之本，脾为后天之本，滋肾阴以降妄炎之火，补脾气以助运化之功，水升火降，中焦健旺，气复阴回，糖代谢即可恢复正常。故在糖尿病治疗中，健脾补气实为关键。糖尿病兼有胃肠病者，不宜妄用槟榔、建曲等消导诸药，克伐胃气，宜用参、芪、术等健脾和胃，尤其重视生、熟地黄补肾阴。先生对本病分期治疗，早期擅长以养阴清热药，如用天花粉、绿豆、黄芩、知母等，辅以益气健脾如黄芪、山药治疗消渴；晚期则以健脾益气为主，如黄芪、党参等，辅以养阴敛精而补虚之品，如五味子、沙蒺藜、朱麦冬、天冬、鲜石斛等，蒺藜、白薇清肝热，肉苁蓉、紫河车温补肾阳等。施先生善用药对[①]，他根据多年实践创制黄芪伍山药及苍术配玄参药对，一阴一阳，一脾一肾（黄芪补脾，山药益肾；苍术健脾，玄参滋肾），有降低血糖、减除尿糖之功。糖尿病二阳结热蕴毒，以绿豆衣伍薏苡仁，清凉止渴解毒益肠胃。渴饮无度为伤阴之象，习用增液汤和生脉饮加石斛等药。饮一溲二为肾阴亏损之症，用黄精、玉竹、山茱萸肉、枸杞子、熟地黄等多汁滋补之品。另外，施先生根据西医学胰岛素降糖原理，倡脏器疗法，于方

① 祝谌予，翟济生，施如瑜，施如雪整理．施今墨临床经验集 [M]. 北京：人民卫生出版社，2005.

中加猪、鸡、鸭胰脏等以脏治脏。

孔先生[1]擅用石膏，消渴治从脾湿肝热，用药上如生石膏、生珍珠母、石决明、天花粉、玉竹等辨证施用，成药如金匮肾气丸、紫雪丹、犀黄丸等配合汤药治疗。对于晚期消渴，肤痒难耐，以紫雪散散营。孔老擅用鲜药，治疗消渴验案中运用的鲜药有鲜白茅根、鲜芦根、藕、鲜石斛、鲜荷叶、鲜地黄等。

汪逢春先生对消渴病的治疗注重对脾胃护理，补益脾胃的药物常用党参、白术、麦芽、白米等；理气疏肝和胃常用枳壳、新会陈皮、陈莱菔英等。

三、医案选注

1. 萧案

王女，五十三岁，一九五二年十二月八日。

据述患消渴已数年，自觉心气不足，肢体倦怠，近日左臂膀不时作痛，胸腹发燥，思食凉物，大便干结。此乃阴虚内热之象，病久且深，当从本治，宜小心将护为要。

北沙参四钱，真郁金三钱，牡丹皮三钱，炒栀子三钱，桑寄生五钱，干地黄四钱，生杭芍五钱，甘枸杞三钱，甘菊花三钱，酒黄芩、酒黄柏各三钱，肥知母二钱，肉苁蓉四

① 肖莹，郑洪主编．糖尿病 [M]. 北京：中国医药科技出版社，2013：55-57.

钱，粉甘草一钱，带心莲子十五粒。

二诊，十二月十日。

药后尚安，各病皆轻，唯后背有冒凉气之感。原方加净连翘三钱，朱茯神四钱，再进。

三诊，十二月十二日。

据述服改方后，夜眠仍不安，恶梦极多，醒后即不能再睡，周身均有冒凉气之感，腹背更甚。此乃肝热为患，病已多年，仍当从本治，缓缓图之，小心将护，勿过劳，勿动肝气为要。

台党参四钱，夜交藤八钱，柏子仁三钱，朱茯神四钱，炒栀子三钱，牡丹皮三钱，桑寄生五钱，真郁金三钱，全当归四钱，肉苁蓉四钱，生杭芍四钱，沉香曲四钱布包，生甘草二钱，生藕节五枚。

四诊，十二月十七日。

据述药后甚安，唯后背仍冒凉气，入热屋内便觉面部发烧，两足趾不时发胀，两眼发干，大便亦干，内热甚重，略有呛咳，仍当依前法加减再进。

南沙参四钱，西秦艽二钱，炒栀子三钱，酒黄芩、酒黄柏各三钱，肥知母二钱，川贝母二钱，桑寄生四钱，川牛膝三钱，全当归三钱，小川芎三钱，宣木瓜三钱，夜交藤八钱，朱茯神四钱，柏子仁三钱，火麻仁四钱，生甘草二钱，生梨皮一具。

五诊，十二月二十四日。

据述心悸作跳，周身仍有冒凉气感，有时背心发热，微觉有汗，精神不振。此虚象也，为日已久，仍当从本主治，依前法加减再进。

灵磁石五钱（先煎），夜交藤一两，朱茯神四钱，朱枣仁四钱，桑寄生五钱，生杭芍五钱，当归身三钱，远志肉三钱，谷精草四钱，甘枸杞三钱，干地黄四钱，粉甘草二钱，生藕节三枚。

六诊，十二月三十日。

据述近日后背心发热，心时作跳，臂腕手指仍疼，不时有气由腹部上冲胸部。素体血燥，肝火甚旺，为日已久，不能求速效也。

九孔石决明一两，生牡蛎八钱，生龙齿七钱，灵磁石五钱（上四味同先煎），夜交藤一两，生栀子三钱，牡丹皮三钱，朱茯神三钱，干生地黄四钱，生白芍四钱，甘枸杞三钱，甘菊花三钱，带心莲子十五粒。

七诊，一九五三年一月十三日。

服药多贴甚安。原方加全当归四钱，盐黄柏三钱，肥知母三钱，川贝母三钱，再进。

按：消渴病多咎于阴虚、燥热之邪，阴虚日久发展为气虚，甚则气阴两伤。本患者消渴久病未愈，燥热内生，乃自觉心气不足，肢体倦怠，胸腹发燥，思食凉物，大便干结。萧氏选用北沙参、知母、枸杞子清热滋阴，益胃生津止渴；牡丹皮、郁金解郁清热；黄芩、黄柏、栀子泻三焦实火，疗胃热，除下焦湿热；菊花清热解毒；生杭芍养血敛阴；干地黄养阴退阳，凉血生血，共补肝肾之阴，清肝柔肝；莲子补心脾肾之虚，养心安神，益肾固精；桑寄生补肝肾，祛风湿，强筋骨，疗臂膀疼痛；肉苁蓉补肾阳，润肠通便，解便干之疾。诸药配伍，既从整体上把握消渴病位主要在肺胃肾，同时清热柔肝，止痛，润肠，兼顾次症。

二诊，诸症减轻，效不更方，患者自觉后背冒凉气，加连翘三钱凉散透发上焦风热，茯神安魂宁神。

三诊，患者服药后，睡眠不实，自觉身冷，此为肝郁化热，气机运行不畅，萧氏于原方基础上加减，选沉香曲行气止痛温中，柏子仁、夜交藤补心气，养心血安神，生藕节凉血止血。

四诊，患者药后症状减轻，但仍有后背冷感，时面部烘热，足趾肿胀，目干涩，便干，此乃阴虚燥热加重，萧氏在前方基础上加秦艽退虚热，清湿热；生梨皮、贝母清肺化痰，润肺止咳；小川芎、川牛膝、宣木瓜逐瘀通经，通利关节。

五诊，患者仍自觉心悸、身冷，后背发热，自汗出，乏力，据症状可知患者心神不宁。萧氏加用灵磁石、朱茯神、朱枣仁、远志肉重镇养心，补血安神。

六诊，患者服药后仍觉心悸，背部发热，臂腕疼痛，时有气上冲感，萧氏辨证重用矿物药重镇安神。

七诊，服药后，诸症减轻。

该患者病程较久，继则进展变化，患者后期出现心悸、身冷、臂膀疼痛、乏力倦怠、自汗等症状，病久气阴耗伤，燥热内生，阴损及阳，引起气血运行不畅，心阳不足，诱发胸痹类症状。萧氏从五脏论治，根据疾病变化灵活辨证，用药如神，不求速效但求缓功。

2. 孔案

周男，八月二十七日。

消渴宿疾三十年矣，述素检尿含糖质，迄今复发，中空易饥，肢怠乏力，时或痰带血出，阴分不足，湿热不重，脉取不匀，时欲停息，宜养阴止血。

生牡蛎四钱（包先煎），旋覆花二钱（布包），赭石二钱，莲子心二钱，桑寄生六钱，盐知母五钱，盐黄柏五钱，鲜芦根一钱，鲜白茅根一钱，甘草一钱，生石决明八钱（先煎），血余炭三钱，鲜石斛一两，天花粉四钱，清半夏三钱，茯神三钱，茯苓三钱，合欢皮四钱，玉竹三钱，藕一两。

按：患者宿疾年久，阴分耗伤，以鲜石斛、鲜芦根、鲜白茅根、玉竹、天花粉等养阴复液。生牡蛎、旋覆花、赭石、桑寄生、盐知母、盐黄柏等品重镇虚逆，潜阳补阴，滋阴降火。鲜石斛等鲜品的运用，体现了孔老临证善用鲜药的特色。血余炭、藕、清半夏止血，化痰，针对兼症施药。茯神、合欢皮宁心安神，针对脉象而设。诸药同用，共奏养阴止血之功。

3. 施案

满男，四十八岁。

病已多年，铁路医院检查空腹血糖265mg%，尿糖（+++），诊断为糖尿病。现症：烦渴引饮，小便频数，多食善饥，日渐消瘦，身倦乏力，头晕心跳，大便微结，夜寐不实，多梦纷纭，舌苔薄白，脉数，重按不满。

生黄芪两，野党参三钱，麦冬三钱，怀山药六钱，五味子三钱，玄参四线，乌梅肉钱半，绿豆衣四钱，天花粉四钱，山茱萸肉四钱，桑螵蛸三钱，远志三钱，何首乌五钱，云茯苓三钱，生地黄四钱。

按[①]：本例为三消俱备气阴两亏之证，患者日渐消败，病情证候复杂。张景岳氏云："治消之法，最当先辨虚实，若察其脉证果为实火致耗津液者，但去其火则津液自生，而消渴自止。若由真水不足，则悉属阴虚，无论上、中、下急宜治肾为主，必使阴气渐充，精血渐复，则病必自愈。若但知清火，则阴无以生，而日见消败，益以困矣。"本例虽有三消之证，但阴虚乃为根本。《沈氏尊生书》有"阴虚者，肾中真阴虚也"。故施师以滋肾阴为主，益气为辅图治，阴复津回，水升火降，五脏可安。方以梅花取香汤（德生堂方）及麦门冬煎（三因方）加减为主；佐以玄参、何首乌、桑螵

① 施今墨著，祝谌予整理．施今墨临床经验集M]. 北京：人民卫生出版社，1982：136.

蛸、远志、绿豆衣等味，并加用了施师常用的生黄芪、山药这个药对。全方组织周密，阴阳兼顾，所用之药均考虑到对肺、脾、肾三经，上、中、下三焦的作用，以此达到滋肾水、涵肝木、泻心火、除燥热、济精血之目的。热去津生，燥除渴止，阴平阳秘，水火既济，诸症自解。本例病已多年，只服药七剂，症状大减，血糖、尿糖也均下降，效果十分明显。

4. 汪案

许左，四十八岁，一月二十六日。

陡然形瘦面黄，口渴，舌本发木，夜间小溲频数，两腿酸软。病乃消渴，由浅入深，亟以《金匮》法加味。

潞党参五钱（枳壳一钱、白米三钱同炒），全瓜蒌五钱，麸炒白术三钱，焦麦芽四钱，南沙参三钱，块滑石五钱（布包），陈莱菔叶一两（布包），丝瓜络三钱，肥玉竹三钱，瞿麦穗三钱，肥知母钱五（盐水炒），猪胰二个（用料酒洗净，煎汤代水）。

二诊，一月二十八日。

药后小溲渐爽，渴饮不已。昨夜咳嗽频剧，两耳鸣响。舌苔黄厚，口味作苦，两脉细数。消渴重症，治之非易，拟再以前法加味。

潞党参五钱（枳壳一钱、白米三钱同炒），全瓜蒌一两，瞿麦穗三钱，川贝母三钱（去心），南沙参三钱，鲜枇杷叶三钱（布包），冬瓜子五钱，冬瓜皮五钱，苦杏仁三钱（去皮尖），肥玉竹三钱（盐水炒），块滑石五钱（布包），陈莱菔叶三钱（布包），新会陈皮一钱，赤苓皮四钱，丝瓜络三钱，嫩桑枝五钱，猪胰二个（用料酒洗净，煎汤代水）。

按：患者短时间内形体消瘦，体重下降，且出现口渴、尿频数等表现，消渴诊断无疑。消渴病的病机主要在于阴津亏损，燥热偏盛，而以阴虚为本，燥热为标，病变的脏腑主要在肺、胃、肾。一诊以重用莱菔叶和胃，玉竹、知母养阴生津，白术、党参健脾生津兼以消积和胃，枳壳、瓜蒌、南沙参化痰清热宽胸，调节肺之宣降，且瓜蒌在《本草图经》有主消渴之效，滑石、瞿麦清热利湿改善尿频数，更以丝瓜络通经络改善舌麻，全方重在以猪胰煎汤代水熬药，猪胰为猪的胰脏，具有益肺润燥之功效。首诊紧扣消渴病机，用药周全，故服药后症状改善。二诊患者出现咳嗽，故去白术、麦芽等药，加入川贝母、枇杷叶、杏仁、陈皮化痰止咳宣肺，冬瓜子清肺化痰，冬瓜皮、茯苓皮淡渗利湿，二诊虽有咳嗽，处方仍紧扣消渴病机，治标不忘治本，切合患者实际，值得临床借鉴。

头　痛

一、文献记载

头痛指由于外感与内伤，致使脉络绌急或失养，清窍不利所引起的病人自觉头部疼痛为特征的一种常见病症，也是一个常见症状，可以发生在多种急慢性疾病中，有时亦是某些相关疾病加重或恶化的先兆。早在《黄帝内经》中就有关于头痛病因的论述，经历代医家不断阐发，关于头痛诊治的文献记载颇详。

《素问·风论》有“首风”“脑风”的记载，认为外在的风寒邪气侵犯头脑可致头痛。《素问·五脏生成》：“是以头痛巅疾，下虚上实。”张仲景在《伤寒论》六经条文中有太阳病、阳明病、少阳病、厥阴病头痛的论述。李东垣认为外感与内伤均可引发头痛，在《东垣十书》中列伤寒头痛、湿热头痛、偏头痛、真头痛、气虚头痛、血虚头痛、气血俱虚头痛、厥逆头痛等，并列太阴、少阴头痛，对分经治疗头痛具有指导作用。朱丹溪认为头痛多因痰与火。而《普济方》则总结出“气血俱虚，风邪伤于阳经，入于脑中”令人头痛。

头痛辨治，张景岳认为：“凡诊头痛者，当先审久暂，次辨表里。盖暂痛者，必因邪气，久病者，必兼元气。以暂病言之，则有表邪者，此风寒外袭于经也，治宜疏解，最忌清降；有里邪者，此三阳之火炽于内也，最宜清降，最忌升散，此治邪之法也。其有久病者，则或发或愈或以表虚者，微感则发……所以暂病者，当重邪气，久病者，当重元气，此固其大纲也。然亦有暂病而虚者，久病而实者，又当因脉因证而详辨之，不可执也。”《古今医统大全·头痛大法》对头痛内外因总结为：“头痛自内而致者，气血痰饮，五脏气郁之病，东垣论气虚、血虚、痰厥头痛之类是也；自外而致者，风寒暑湿之病，仲景伤寒东垣六经之类是也。”王肯堂在《证治准绳》中将“头痛”“头风”进行分析，认为“书多分头痛头风为二门，然一病也，但有新旧去留之分耳。浅而近者名头痛，其痛猝然而至，易于解散速安也。深而远者为头风，其痛作止不常，愈后遇触复发也”。

清代王清任倡瘀血说，《医林改错》有“头痛”从瘀血论治以血府逐瘀汤治疗的记载。

二、各家诊疗特色

《萧龙友医集》[①] 记录了萧先生治疗头痛的案例，其中患者以“头部昏痛、眼部胀”为主诉，辨证为“内热感风兼有

① 张绍重主编．萧龙友医集[M]．北京：中国中医药出版社，2018：355.

肺气为患”，以“清化”为法，在综合治疗的同时，不乏白芷、川芎、蔓荆子等针对头痛药物的使用。

施今墨先生在《施今墨临床经验集》神经衰弱论治中提到头痛的诊疗。认为“头为诸阳之会，脑之所居，患神经衰弱者，脑力亏损，清阳不及，其痛则时发时止，隐隐作痛。或如头戴重盔，沉烦压痛”。施老援引《素问·奇病论》“人有病头痛以岁数岁不已，此安得之，名为何病？岐伯曰：当有所犯大寒，内至骨髓，髓者以脑为主，脑逆故令头痛”，提出吴茱萸汤治疗多效，认为神经衰弱导致的头痛宜健脑补阳虚为主，但应注意血压检测，以免升阳不当造成血压增高，对高血压而神经衰弱者造成不利加重病情。

《古今名医临证金鉴·头痛眩晕卷》[1] 载有孔先生以清平镇抑之法治疗肝阳上犯，气机郁阻导致的头痛眩晕等，他重用龙胆、莲子心、黄柏、川黄连、栀子等苦寒直折之品，配以生石膏、辛夷、藁本、白芷、薄荷等芳香辛散“火郁发之”；用生石决、杭菊、滁菊、白蒺藜、珍珠母、灵磁石、上朱砂等以达平肝镇抑之效；佐以生赭石、旋覆花、郁金、青皮、乌药、川楝子等疏肝降逆之品；善用紫雪丹配合全瓜蒌芳香开窍，清热通幽，防其郁热日久伤阴耗液而生变证。

孔先生常用立法包括清热、利湿、芳透、滋阴、降逆

① 单书健，陈子华编著．古今名医临证金鉴·头痛眩晕卷 [M]. 北京：中国中医药出版社，1999：396，397.

等[①]，这些立法原则不仅体现在温热病的治疗中，也体现在杂病的治疗上。其中，降逆一法中，今人肝肾阴虚者多，下虚则上盛，阴虚则阳亢。肝阳上亢则头痛眩晕，胃气上逆则恶心呕吐，肺气上逆则咳喘上气等。先生对于诸气不降者，皆喜用旋覆花、赭石以降之，其中赭石入肝经血分，潜阳降胃，旋覆花有“诸花皆升，此花独降”之说，亦有化痰行水之功效；又常配川牛膝以引气、引血、引药力下行。对于肝阳上亢者，可配以生石决明、生牡蛎、珍珠母、磁朱丸等平肝潜阳。

三、医案选注

1. 萧案

（1）左女，二十九岁，已婚，一九五三年十二月一日。

据述头痛已久，或在前额，或在后脑，有时发热，有时心跳（心悸）。此乃血虚有热，不能荣养之故，当以养血为法，从本主治。

潞党参四钱，何首乌四钱，当归头五钱，藁本三钱，炒栀子三钱，牡丹皮三钱，干地黄五钱，小川芎三钱，柏子仁四钱，赤茯苓、白茯苓各三钱，东阿阿胶三钱，生甘草二钱，干藕节五枚。

---

① 张煜，王国辰著．现代中医名家医论医话选·治则治法卷 [M]. 北京：中国中医药出版社，2012.

二诊，十二月十二日。

原方加真郁金二钱，再进。

三诊，十二月三十日。

药后病无出入。原方再加灵磁石四钱，炙黄芪四钱，桑寄生五钱，朱茯神四钱，再进。

四诊，一九五四年一月八日。

头部昏胀，两眼发干而紧，心时作跳，肢体乏力。此时乃血虚之故，仍当以前法加减。

台党参四钱，桑枝、桑叶各三钱，甘菊花三钱，谷精珠八钱，盐杜仲四钱，骨碎补五钱，小川芎三钱，全当归五钱，朱茯神四钱，炒枣仁三钱，桑寄生五钱，真郁金三钱，干地黄八钱，川牛膝四钱，山茱萸四钱，炙甘草三钱，东阿阿胶三钱。

五诊，一月二十日。

据述头眩心空，周身疲乏无力，五心发热。纯属血虚为患，神经失养，仍依前法加减再进。

灵磁石五钱，潞党参四钱，何首乌四钱，柏子仁四钱，炒栀子四钱，牡丹皮三钱，干地黄六钱，当归身四钱，朱枣仁四钱，抱木茯神四钱，生甘草二钱，桑寄生五钱，东阿阿胶四钱。

按：古云："头为天象，六腑清阳之气，五脏精华之血，皆会于此。唯经气上逆，干犯清道，不得运行，则壅遏为痛。"头痛者，大抵暂痛为邪，久痛为虚，邪者分寒热而除之，虚者审阴阳而补之。然临证亦有久痛因邪所缠，新痛因虚而发，则脉证之辨尤为之重。此案患者头痛已久，部位多变，呈血虚夹热证候，萧氏以养血法治本，兼清里热。方中干藕节、真郁金尤为妙用。药后病无出入，加灵磁石、茯神以安神，辅以黄芪益气。血虚不能上荣于头面，故头痛，缠绵不休，或在前额，或在后脑，有时发热；血虚心失所养则有时心跳（心悸怔忡）；血虚肝失濡养则两眼发干而紧。萧老处方中干地黄、当归头、东阿阿胶、柏子仁、何首乌、潞党参、小川芎、赤茯苓、白茯苓滋阴养血补气，炒栀子、牡丹皮清血中虚热，藁本为头部引经药兼止痛，辛温香燥可佐制阿胶、地黄等药的滋腻，甘草调和诸药；血虚亦因血瘀阻络可致新血不生，《本草纲目》记载藕节“消瘀血，解热毒”，故加干藕节以化瘀解热。本案进退不离血虚，故治疗不离滋阴补气清虚热，兼见或心烦或眠差、乏力等，酌加灵磁石、炙黄芪、桑寄生、朱茯神、朱枣仁等药，镇静安神，补气补肾兼调之。

（2）王女，十七岁，一九五零年十一月六日。

据述患头痛已半年，生气时加剧。此乃肝阳冲脑作痛，法当从本治。

珍珠母一两，生牡蛎八钱，生龙齿七钱，川牛膝三钱，蔓荆子三钱，香白芷三钱，生杭芍六钱，西秦艽三钱，真郁金三钱，炒栀子三钱，牡丹皮三钱，当归头四钱，生白茅根八钱，生甘草三钱，生藕节五枚。

二诊，十一月八日。

药后头痛已减轻。前方加夜交藤一两，酒黄芩三钱，再进。

按：肝脏体阴而用阳，内藏魂，为将军之官，肝阳偏亢，上扰清窍，故头痛，生气时加剧。肝阳冲脑作痛，故法当平肝潜阳、滋阴息风以从本治，药用珍珠母、生牡蛎、生龙齿镇肝潜阳息风，川牛膝、生白茅根清热引血下行，当归首、生杭芍生血养肝，蔓荆子、香白芷、西秦艽散风止痛，真郁金、炒栀子、牡丹皮、生藕节清热活血化瘀，夜交藤、酒黄芩清热安神通络，生甘草调和诸药兼清热。

2. 孔案

（1）索妇，六月十八日。

湿热过盛，兼感时邪，遂致头痛，咽喉肿痛，口干思冷饮，肌肤发热，大便不畅，舌红苔黄腻，脉滑数，亟宜清疏凉解。

生石膏六钱，生石决明六钱，杭菊花三钱，金银花五钱，大青叶三钱，鲜芦根一两，板蓝根四钱，白僵蚕三钱，净蝉衣三钱，地骨皮四钱，杏仁泥三钱，薄荷叶二钱，滑石块四钱，霜桑叶三钱，全瓜蒌六钱，生知母三钱，荷叶一个，藕一两，生黄柏三钱，六神丸三十粒。

按：湿热过剩，兼感时邪，见头痛伴随咽痛诸症，以生石膏、生石决明、杭菊、金银花、大青叶、芦根等清疏凉解，治痛疗疾。其中，杏仁泥等品随兼见施治，不失其源流也。荷叶，《滇南本草》云："白莲花叶入气，红莲花叶入血。味辛、平，性微温，升也，阳也。上清头目之风热，止眩晕发晕，清上焦之虚火，可升可降，清痰，泄气止呕，治头眩闷疼。"结合症状、舌脉，用之尤妙。孔令谦先生言："温邪初起时，常以桑叶、薄荷、地骨皮、金银花、鲜芦根配伍辛凉解表，薄荷配伍地骨皮退热之力甚佳……若见发颐、咽喉肿痛、大头瘟者，必用板蓝根、大青叶、蒲公英、白僵蚕等解毒化痰散结之品，其中发颐、咽喉肿痛者必用六神丸。"[①]借用令谦先生对孔老温病治疗用药总结以体会方药化裁之精妙。

（2）郭男，五月十三日。

肝阳上犯，兼有风邪，头部昏痛颇甚，盛于左半，食不觉味，舌苔白，脾家兼有湿象，脉弦滑而数，当清疏抑化。

石决明六钱，杭菊花三钱，赭石一钱，白蒺藜二钱，旋覆花一钱，栀子炭三钱，条黄芩三钱，知母三钱，川黄柏三钱，炒稻芽四钱，薄荷一钱五分，辛夷一钱五分，地骨皮三钱，杏仁泥三钱，荷叶一钱，紫雪丹四分。

按：肝阳上犯，清窍受扰，又兼风邪，头部昏痛。石决明、杭菊花、赭石、蒺藜平肝息风；黄柏、知母相须，黄芩、栀子为伍，配以薄荷、辛夷、地骨皮、杏仁泥，共奏清

① 孔令谦．温杂兼举，全科大家——孔伯华先生记事 [EB/OL]. [2017-04-24]http://blog.sina.com.cn/s/blog_58d372a70102wvev.html.

疏抑化之功；荷叶为用，兼顾脾家湿象。汤方兼用中成药是孔老用药特色之一[①]，此案中成药选用清热开窍之紫雪丹，协同汤药发挥疗效。

（3）任男，八月十七日。

旧有偏头风，近又复发，左侧眉骨阵阵作痛，筋络为之跳痛，脉细而伏数，治以柔肝祛风之品。

生石决明八钱，辛夷花二钱，龙胆一钱五分，真川芎八分，防风五分，嫩白芷五分，苏薄荷一钱，清半夏三钱，青竹茹五钱，桑寄生五钱，荷叶一个。

按：古云："偏头风，有痰、有热、有风、有血虚，不知所属，治之多不效。"此案患者宿有偏头风，旧疾复发，左侧眉骨作痛，筋络跳痛，脉细伏数，孔老以柔肝祛风治疗。生石决明平肝潜阳，配伍龙胆泄肝热协奏清肝息风之效，真川芎止痛自不必提，为伍白芷、防风，止眉骨阵痛连及筋络跳痛，配合薄荷、荷叶、清半夏、竹茹，加减出入，共奏柔肝祛风止痛之效。

3. 施案

刘女，三十岁。

睡卧当风，恶寒发热已二日，头痛如裂，周身酸楚，恶心呕吐，不思饮食，舌苔薄白，六脉浮紧。

① 谢海洲著，王世民、洪文旭等整理．谢海洲医学文集 [M]. 北京：中医古籍出版社，2004：687.

杭白芍三钱，桂枝钱，蔓荆子二钱，川羌活钱，白僵蚕钱半，薄荷梗钱半，酒川芎钱半，蒺藜四钱，嫩桑枝八钱，香白芷钱半，冬桑叶三钱，龙胆钱半，炙甘草钱，淡吴茱萸钱半，大红枣三枚，鲜生姜三片。

二诊，药服四剂，寒热已退，头痛大减，呕吐亦止，仍觉周身酸楚，大便四日未下。

杭白芍三钱，桂枝钱，嫩桑枝六钱，酒川芎钱半，桑寄生六钱，香白芷钱半，蔓荆子二钱，晚蚕沙三钱，炒皂角子三钱，明天麻钱半，薄荷梗钱半，火麻仁五钱，炒枳壳钱半，炙甘草钱，佩兰叶三钱。

按：太阳主一身之表，睡卧当风，风寒外袭，阻遏太阳经气，故头痛如裂，周身酸楚；厥阴经亦受邪，故恶心呕吐，不思饮食。故药用桂枝、杭白芍、大红枣、鲜生姜、炙甘草、淡吴茱萸，此为桂枝汤与吴茱萸汤合方化裁之义，解肌发表，调和营卫，降逆止呕，加酒川芎上行头目，行血中之气，祛血中之风，蔓荆子、川羌活、白僵蚕、蒺藜、香白芷、嫩桑枝祛风通络止痛，薄荷梗清头目，冬桑叶、龙胆清郁热，引火下行。二诊寒热退、头痛大减，呕吐亦止，但仍觉周身酸楚，故去川羌、香白芷等辛温香燥之品，因大便四日未下，加晚蚕沙、炒皂角子、火麻仁、炒枳壳之品，和中润下通便，并针对头痛、周身酸楚酌加对症之药如桑寄生、明天麻、佩兰叶等。

中　风

一、文献记载

中风是以卒然昏仆、不省人事、半身不遂、口眼㖞斜、语言不利为主症的病症。病轻者可无昏仆而仅见半身不遂及口眼㖞斜等症状。本病相当于西医学急性脑血管疾病，包括缺血性中风和出血性中风，如短暂性脑缺血发作、局限性脑梗死、原发性脑出血和蛛网膜下腔出血及其他神经系统疾病。

古代医家对中风病有诸多论述，把握前人对该病的概论，有助于我们更好地理解四家对该病的病理机制认识及遣方用药思路。

在唐宋以前，对中风的病因以“外风”学说为主，多从“内虚邪中”立论。东汉张仲景认为“络脉空虚”，风邪入中是本病发生的主因，并以邪中深浅、病情轻重而分为中经中络、中脏中腑。唐宋以后，特别是金元时期，突出以“内风”立论，是中风病因学说的一大转折。元代王履提出“真中”“类中”病名。《医经溯洄集·中风辨》指出：“因于风者，真中风也；因于火、因于气，因于湿者，类中风，而非中风也。”其后，明代张景岳认为本病与外风无关，而倡导“非风”之说，并提出“内伤积损”的论点。同代医家李中梓将中风中脏腑明确分为闭、脱二证。至清代叶天士始明确以“内风”立论，《临证指南医案·中风》进一步阐明了“精血衰耗，水不涵木……肝阳偏亢，内风寸起”的发病机理，并提出滋液息风，补阴潜阳，以及开闭、固脱等法。王清任指出中风半身不遂，偏身麻木是由于“气虚血瘀”所致，立补阳还五汤治疗偏瘫，至今仍为临床常用。近代医家张伯龙、张山雷等总结前人经验，进一步探讨发病机理，认识到本病的发生主要在于肝阳化风，气血并逆，直冲犯脑。至此对中风的病因病机和治法认识渐趋深化。

二、各家诊疗特色

中风的形成，有原始病因和诱发因素。原始病因以情志不调、久病体虚、饮食不节、素体阳亢为主，诱发因素主要为烦劳、恼怒、醉饱无常、气候变化等。其病位在脑，涉及心。病理基础为肝肾阴虚，病理因素为肝风、痰火和血瘀。病机主要为阴阳失调，气血逆乱，上冲于脑。轻者中经络，重者中脏腑。中脏腑又有闭脱之分，闭证邪势盛，多见痰火内闭；脱证正气虚，可致阴竭阳亡。中经络的治疗，一般宜平肝息风，化痰通络。中腑宜通腑泄热。中脏之闭证治宜息风清火，豁痰开窍；脱证治宜救阴回阳固脱。恢复阶段以经络病变为主，应配合针灸治疗，使直接作用于经络，同时加强功能锻炼，促进恢复。

综合分析萧、孔、施、汪四氏治疗中风病的特点是法有先后，不可妄用。萧氏重视辨证论治，主张四诊合参，善用育阴培本之法，且重视疏理气机，擅用鲜药。孔氏治疗中风以清热解郁、豁痰开窍为法，用药灵活多变，强调药物炮制，擅长使用成药，法度严谨、组合得宜。施氏认为脑出血症多伴高血压病，开窍醒神后，神识转清；继用降压安脑之法，并佐以通便泄热，血压始得渐降，腑气亦能通畅；继而再施以息风通络、平肝潜阳之剂，佐以清脑安神、活血舒筋之品，促使机体功能恢复。孔氏喜用石膏，石膏善入阳明气分，并有辛开清解肌腠之能。汪氏重视人体气机升降的调节，调护脾胃同时重视活络通经药的运用，至于“三宝”，他则认为可酌病情恰当选用，而且可以早用。汪氏认为“三宝”有芳香醒脑开窍之功，对于一些重症出现时昏时昧者，用之苏醒较快。温热病后期养阴亦很重要，多选用增液汤。

三、医案选注

1. 孔案

江女，四月十七日。

肝火挟痰，脾湿久困，脉络壅涩不畅，迁延数月，经医未能治愈。近因嗔怒之后，肝阳暴动，陡然而风动中络，舌謇不语，左臂不遂，两腿麻木，二便俱少，舌苔白腻，脉弦滑而数，亟宜豁痰息风，镇肝宣窍。

麻黄二分，生石膏八钱，天竺黄三钱，藿香梗三钱，瓜蒌皮五钱，川郁金五钱，生铁落四钱，龙胆三钱，老苏梗三钱，黛蛤粉一两，胆南星五分，栀子五钱，嫩桑枝一两，蒺藜三钱，金银花三钱，忍冬藤三钱，肥知母三钱，鲜荷叶一个，鲜九节菖蒲四钱，酒黄芩三钱，羚羊片二分，猴枣二分，竹茹四钱，苏合香丸一粒。

二诊，四月十九日。

所闭者一剂即开，症状大转，今日已能言语，而且清利，臂肢已渐和，唯有麻木尚存，出痰颇多，然胸膺仍觉不畅，溲如茶，大便下燥矢，且伴裹痰液，状如胶质。痰热未清，气机尚滞，是以经络未得通畅，脉弦滑而数，再依前方稍事变通。

麻黄二分，生石膏八钱，金礞石二钱，桑寄生八钱，酒黄芩三钱，蒺藜三钱，黛蛤粉五钱，旋覆花三钱，赭石三钱，竹茹四钱，石决明八钱，海风藤四钱，灯心草钱半，川郁金四钱，威灵仙四钱，防风四钱，川黄柏三钱，滑石块四钱，川牛膝四钱，秦艽一钱，龙胆三钱，磁石粉三钱，朱砂七分，竹沥水五钱，局方至宝丹一粒。

按：本案患者肝火挟痰，脾湿久困，脉络壅涩，以麻黄、石膏、黄芩同用，取续命汤之意。患家因嗔怒，肝阳暴动，取生铁落之金气以制之。《灵素节注类编》："铁落者，打铁飞落之屑，煎汤饮之，下气最疾也。盖怒狂如阳亢，阳由肝胆而升，木邪炽盛，铁落以金制木也。”再以羚羊角平肝息风，天竺黄、瓜蒌皮、郁金、胆南星、黛蛤、猴枣、竹茹等豁痰。脾湿久困，藿香梗胜湿助脾，振动清阳，且去舌浊垢者捷。鲜品用荷叶尤妙，且鲜九节菖蒲通窍醒神。嫩桑枝利关节，除痛，与龙胆、栀子配伍清肝，另加金银花、忍冬藤、知母、蒺藜等随证治之。苏合香丸一粒随煎剂同用，共奏豁痰息风、镇肝宣窍之功。一剂闭开，症状大转，虑痰热未清，气机尚滞，依方稍以变通。其中，旋覆代赭汤配合石决明、磁石粉等斡旋胸腹之气，重以镇之。金礞石坠痰，平肝。竹沥水豁痰。威灵仙、防风、海风藤、秦艽祛风，通络，止痹。溲如茶色，灯心草、滑石通利。选用至宝丹宣窍清心。

2. 施案

（1）王男，五十岁。

平素善饮酒，面赤，手凉，血压 180mmHg，顷间猝然跌倒，口眼㖞斜，神识不清，急用降血压，清脑神法。

安宫牛黄丸一粒，用开水研饮。

二诊，昨日服安宫牛黄丸后，情形转佳，神识已清，语言不利，头痛而晕，喉中痰声咯咯，右半身动转不遂，大便不下已三日，拟降血压，安脑神，兼通大便法。

龙胆钱半，条黄芩二钱，夜交藤五钱，蒺藜五钱，钩藤三钱，滁菊花三钱，青连翘三钱，桑叶二钱，桑枝两，酒大黄钱半，玄明粉二钱，枳实炭钱半，生铁落二两，紫石英二两，怀牛膝两，西瓜子仁二两，新青铅两（煮汤代水煎药）。

三诊，前方连服二剂，血压降至160mmHg，大便已通，余症未见大效，再进前法，增加药力，以观如何。

杭白芍四钱，桂枝木五分，白僵蚕钱半，酒地龙二钱，夜交藤五钱，蒺藜五钱，龙胆钱，条黄芩三钱，桑叶二钱，桑枝两，白薇二钱，玳瑁三钱，滁菊花三钱，青连翘三钱，钩藤二钱，生铁落二两，紫石英二两，怀牛膝两，西瓜子仁二两，炙甘草五分。

四诊，前方连服二剂，头部痛晕已见少效，右半身亦有疼痛感觉，是乃佳象，若仍不痛不麻，毫无知觉，恐成半身不遂症，无能为力矣。

杭白芍四钱，桂枝木五分，片姜黄钱半，狗脊五钱，茺蔚子二钱，炒蒲黄钱半，夜交藤五钱，蒺藜五钱，钩藤二钱，白僵蚕钱半，酒地龙二钱，白薇二钱，龙胆钱，条黄芩三钱，黄菊花三钱，青连翘三钱，炙甘草五分，灵磁石两，紫石英两，怀牛膝八钱，嫩桑枝两，西瓜子仁二两（煮汤代水煎药）。

五诊，前方连服三剂，头部痛晕大效，血压降至145mmHg，语言仍不甚利，右半身仍有疼痛感觉，口眼㖞斜已正，再进前方，药味不改，语云效不更方也。

六诊，四诊方又服三剂，共计六剂之数，诸症均效，头已不痛唯晕，自觉语言时舌根较前活动自如，右手渐能抬举，右腿尚不吃力，仍本前法，稍加更改，再服三剂。

灵磁石八钱，紫石英六钱，嫩桑枝两，怀牛膝八钱，钩藤二钱，生白果十枚，玳瑁三钱，条黄芩三钱，夜交藤五钱，蒺藜五钱，狗脊六钱，宣木瓜二钱，片姜黄钱半，炒蒲黄钱半，旋覆花钱半，新绛钱半，酒地龙二钱，白僵蚕钱半。

七诊，前方又连服四剂，症状更佳，经人扶持已能下地行走，右臂及手较先更觉活动，言语虽不能为常人之自如，已能迟缓试步，症状如斯，渐入良途，今拟善后方剂，俟后每隔一日即服一剂，或每星期内服二剂，至愈为度。

紫石英五钱，煅灵磁石六钱，狗脊六钱，十大功劳叶三钱，秦艽钱半，杭白芍四钱，桂枝木五分，宣木瓜二钱，伸筋草二钱，虎骨胶（狗骨胶代）二钱，熟地黄三钱，砂仁钱半，炒蒲黄钱半，片姜黄钱半，白僵蚕钱半，酒地龙二钱，炙甘草五分，旋覆花钱半，新绛钱半，怀牛膝三钱。

按①：二诊，生铁落、紫石英、怀牛膝、新青铅、西瓜子仁、龙胆、条黄芩降血压，安脑神；大黄、玄明粉、枳实炭通大便，引血下行；夜交藤、蒺藜、钩藤、菊花、连翘、桑叶清头脑，治痛晕；桑枝通络道。三诊，脑出血症最忌用动药，唯血压下降后，亦可渐渐应用之，本方即用僵蚕、地

① 祝勇，祝镕，祝肇刚编.跟名师学临床系列丛书——祝谌予[M].北京：中国医药科技出版社，2010：58-60.

龙、桂枝，诸药通达络道，如见效即可加入活血药矣；白薇、玳瑁清脑，治晕；杭芍、甘草缓和神经，余药同前。四诊，片姜黄达上肢，狗脊达下肢；茺蔚子活血治头痛；蒲黄治语言不利，余药与前方同。六诊，白果治头晕；木瓜治腿痛；新绛、旋覆花为活血通络剂；余药与先同。七诊，紫石英、磁石、牛膝降血压，安脑神；狗脊、十大功劳叶、秦艽、桂枝木、宣木瓜、伸筋草、虎骨胶（狗骨胶代）、白僵蚕、酒地龙、新绛、旋覆花、片姜黄活血通络达四肢；熟地黄养血；杭白芍、甘草缓和神经，止疼痛。

脑出血症多不易治，毛细血管出血或可治愈，但亦不能行动如常，若大血管出血，则立致死亡，如王君者乃毛细血管破裂，经用安宫牛黄丸后，血管停止出血，继用降血压药，防止血管再破，然后施以通络活血剂，使其功能恢复，治疗层次井然，殊可为法，若初起即用小续命汤、大秦艽汤等之动药，反致血管继续破裂，危险立至，不可不慎重也。

（2）范男，三十九岁。

平素血压高，经常觉头脑发胀昏晕，看书更觉不适，视物模糊。就诊前三个星期，突觉语言、咀嚼时口唇活动不便，逐渐加重，右侧口眼㖞斜，饮水时，水顺嘴角漏出，后头皮有时疼痛。经针灸及理疗，稍见好转，效果不甚显著，拟加用中药治疗。舌苔薄白质略红，脉象弦细而数。

钩藤四钱，白僵蚕钱半，制全蝎钱半，地龙肉二钱，蒺藜四钱，生蒲黄三钱，北防风钱半，酒川芎钱半，杭白芍三钱，九节菖蒲二钱，干石斛五钱，全当归二钱，炙甘草钱。

二诊，前方连服四剂，自觉口角发麻，右眼看书时发胀模糊，后头处仍时疼痛，病属慢性，宜服丸药。

蒺藜二两，石决明两，制全蝎五钱，白僵蚕两，草决明两，地龙肉两，钩藤二两，密蒙花二两，酒川芎五钱，九节菖蒲两，谷精草二两，杭白芍二两，干石斛二两，寻骨风两，玳瑁两，细生地黄二两，木贼草五钱，天麻五钱，鹿角霜两，生蒲黄两，全当归两，炙甘草两。

共研细末，蜜为丸，每丸重三钱。每日早晚各服一丸。

按：钩藤、白僵蚕、全蝎、地龙平肝木，解痉息风，风静火息，诸症自除。其中，“蝎乃治风要药”，地龙、僵蚕相配防风治风，九节菖蒲开窍醒神，当归、川芎、蒲黄活血，白芍、蒺藜平肝，干石斛养阴生津。患者连服4剂，自觉口角发麻，右眼看书时发胀模糊，后头处仍时疼痛，考虑病属慢性，丸药缓图。前方易防风，加石决明、天麻、玳瑁等品平肝息风，镇肝潜阳，加草决明、谷精草、密蒙花、木贼草明目，诸药之中加入“血肉有情”之鹿角霜填精益血。

3. 汪案

南老先生，六十一岁，十月七日。

口角右目㖞斜已十余年矣，近因风邪袭络，引动痰浊，右半身痿痹无力，舌苔白腻而厚，两脉细涩，神志昏蒙。亟以宣络化痰。

天麻三钱，陈胆南星钱五，络石藤三钱，赤茯苓四钱，威灵仙三钱，全当归三钱，豨莶草三钱，建泽泻三钱，海风藤三钱，嫩桑枝一两，怀牛膝三钱，蛇胆陈皮二分。

二诊，十月九日。

头昏，两目昏蒙，右半身痿痹无力，两脉细弦而涩，舌苔白腻，大便溏泄，口角右目㖞斜，已经十余年。类中之症，未可轻视，拟再以和络化痰。

天麻三钱，络石藤三钱，嫩桑枝一两，赤茯苓四钱，苍耳子三钱，海风藤三钱，狗脊三钱，大活络丹一丸，全当归三钱，怀牛膝三钱，威灵仙三钱。

三诊，十月十一日。

神志昏蒙，面部浮肿，舌苔白腻而厚，两脉细弦而涩。再以前法加减，深虑溲闭足肿。

天麻三钱，全当归三钱，苍耳子三钱，丝瓜络三钱，绵黄芪三钱，怀牛膝三钱，嫩桑枝一两，赤茯苓皮四钱，威灵仙三钱，狗脊三钱，防己三钱，建泽泻三钱，大活络丹一丸。

四诊，十月十三日。

面浮足肿渐消，胃不思纳，昨宵呕吐，大便秘结，小溲甚畅，神志昏蒙不定。拟再以前法之中佐以和胃之味。

绵黄芪三钱，苍耳子三钱，鲜枇杷叶三钱，陈胆南星钱五，鲜石菖蒲三钱，天麻三钱，威灵仙三钱，姜竹茹三钱，嫩桑枝一两，大活络丹一丸，全当归三钱，新会陈皮钱五，全瓜蒌五钱，丝瓜络三钱。

五诊，十月十六日。

呕吐已止，大便亦通，精神渐复，左脉细弦无力，右部细涩。再以《金匮》法佐以化痰之味。

老黄芪七钱，鲜石菖蒲三钱，鲜枇杷叶三钱，威灵仙三钱，天麻三钱，陈胆南星三钱，鲜竹茹三钱，仙半夏三钱，苍耳子三钱，怀牛膝三钱，全当归三钱，大活络丹二丸。

六诊，十月十九日。

精神已复，面浮、腿足浮肿均消，微有咳嗽，舌苔白腻，大便溏薄，左脉细弦而缓，按之无力，右细濡。拟以调和脾胃以善其后。

绵黄芪一两，土炒白术四钱，新会陈皮钱五，丝瓜络三钱，香砂六君子五钱，范志神曲四钱，连皮茯苓四钱，嫩桑枝一两，枇杷叶三钱，焦薏苡仁一两，仙半夏三钱，大活络丹二丸。

按：患者年高气弱，宿有口角㖞斜，风邪袭络，引动痰浊，亟以宣络化痰之法。风在络中，络道闭塞，“凡藤蔓之属，皆可通络祛风”。络石藤宣络祛风，明天麻为“定风神药”，右半身痿痹无力，施以威灵仙、海风藤、嫩桑枝、怀牛膝、豨莶草、全当归祛风，活血，除痹，赤茯苓、建泽泻、蛇胆陈皮利湿化痰。二诊，虑患者10余年病史，未防类中之症，守法调治，去泽泻、豨莶草等加狗脊增强除痹之功，且更利老人。随汤加入大活络丸祛风止痛，除湿豁痰，舒筋活络。三诊，守法调治，深虑溲闭足肿，加防己、建泽泻，益黄芪益气，利阴气。四诊，面浮足肿渐消，小溲甚畅，但胃不思纳，昨宵呕吐，大便秘结，神志昏蒙不定。汪老再守法佐以陈胆南星、姜竹茹、新会陈皮等除痰和胃止呕，鲜石菖蒲醒神，全瓜蒌通胸膈之闭塞，涤痰垢之凝滞，又可润肠。五诊呕吐止，大便通，精神复，再以《金匮》法佐以化痰之味。仙半夏“得七七仙露之气”用之尤良。六诊诸症除，唯微咳，结合舌脉，土炒白术、新会陈皮、范志神曲、香砂六君等同用，配合诸药调和脾胃，善后收功。

痹　病

一、文献记载

痹病，泛指机体正气不足，卫外不固，邪气乘虚而入，致使气血凝滞，经络痹阻，引起相关系统疾病的总称。痹病有广义和狭义之分，又分外痹和内痹。广义的痹病包括《黄帝内经》所言的五脏痹、六腑痹、奇恒之腑痹等。狭义的痹病指肢体经络痹，以肌肉、筋骨、关节发生疼痛、麻木、重着、屈伸不利，甚至关节肿大灼热为主要临床表现的疾病。西医学的风湿病、风湿性关节炎、类风湿关节炎、强直性脊柱炎、骨性关节炎等以肢节痹病为主要临床特征者，可参考本病辨治。

关于痹病的文献记载较为丰富，名称较多，或以病因命名或以症状命名或以病因和症状结合命名。如行痹、痛痹、着痹、历节、痛风等。论痹首推《黄帝内经》,《素问·痹论》对其病因、发病、证候分类及演变均有记载，如“风寒湿三气杂至，合而为痹”“其风气胜者为行痹，寒气胜者为痛痹，湿气胜者为着痹”。《金匮要略·中风历节病脉证并治》之“历节”即属痹病范围,“桂枝芍药知母汤和乌头汤”主之。

后世言痹者，多不出白虎历节、痹证痹病者。从白虎历节者，如《金匮要略》《济生方》；言痹证者如《儒门事亲》《景岳全书》《金匮翼》《时方妙用》；言痹病者，如《证治百问》《医宗金鉴》《诸病源候论》等。疗痹之法甚多，行痹之药较广，兹列举如下。

《杂病源流犀烛·诸痹源流》云："痛痹之一症也。以其痛循历遍身百节，故曰历节。以其痛甚如虎咬，故曰白虎历节。其原皆由风、寒、湿入于经络，致气血凝滞，津液稽留，久而怫郁、坚牢，荣卫之气阻碍难行，正邪交战，故作痛不止也。而所以致三气作患之故，则或饮酒当风，或汗出入水，或坐卧湿地，或行立寒冰，或体虚肤空，掩护不谨，而此三气，乃与血气相搏，遍历关节，遂成此证。日久不治令人骨节蹉跌，固未可轻视也。试言其症状，必短气，自汗，头眩欲吐，手指挛曲，身瘣瘰其肿如脱，渐至摧落，其痛如掣，不得屈伸，须当大作汤丸，不可拘以寻常之剂。然其方药又必各因病之原由轻重。如由血虚、血热、血瘀，则必调血行血（宜趁痛散）。或由风湿相搏，肢节肿痛，不可屈伸，则必疏风理湿（宜大羌活汤）。或由风湿麻痹，走注疼痛，为偏枯，为暴喑，则必散郁开结（宜防风天麻丸）。或由风湿与痰与死血，致走注刺痛，其痛处或肿或红，则必宣邪通气（宜疏风活血汤）。或由血虚阴火而痛，及腰以下湿热注痛，则必养阴清热（宜潜行散）。或由风冷侵入气血，气滞血凝，周身麻痛，则必祛寒散邪（宜五灵丸）。或由风毒攻注皮肤骨髓之间，痛无定所，午静夜剧，筋脉拘挛，屈伸不得，则必解结疏坚（宜定痛散）。或由痰注百节，痛无一定，久乃变成风毒，沦骨入髓，反致不移其处，则必搜邪去毒[宜虎骨散、加减虎骨散（虎骨用狗骨代）]。或由风气游行，痛无常处，如虫行遍体，日静夜剧，则必宣风利气（宜麝香元）。或由火甚而肢节痛，湿甚而肌肉肿，并受风寒而发动于经络之中，湿热流注于节腠之际，则必排解。”

关于治疗原则，《素问·调经论》曰：“病在脉调之血，病在血调之络，病在气调之卫，病在肉调之分肉，病在筋调之筋，病在骨调之骨。”关于针刺法，云：“燔针劫刺其下，及与急者，病在骨，焠针药熨；病不知所痛，两跻为上；身形有痛，九候莫病，则缪刺之；痛在于左而右脉病者，巨刺之。”“经脉肢节之痹痛，在于形身上下左右，合三部九候，以为调经之法也。燔针劫刺其下者，治痹证也。”《灵枢·经筋》论有十二筋痹证，皆治以燔针劫刺，认为“痹发于阴，故刺其下也，及与急者，谓筋痹也”。《灵枢·经筋》云：“腹筋急，引缺盆及颊，卒口僻……颊筋有寒，则急引颊移口……治之以马膏，膏其急者；以白酒和桂以涂其缓者……”

《张氏医通·痹》云：“行痹者，当散风为主，御寒利气，仍不可废，更须参以补血之剂。盖治风先治血，血行风自灭也；痛痹者，治当散寒为主，疏风燥湿，仍不可缺，更须参以补火之剂，非大辛大热不能释其凝寒之害也；著痹者，治当利湿为主，祛风解寒，亦不可缺，更须参以理脾补气之剂也……”《医宗必读》对痹病治疗原则概况的论述更为清晰，主张分清主次，祛风、散寒、除湿治疗，行痹应参以补血，痛痹参以补火，着痹应参以补脾益气，这些观点也得到了后世医家认同。

治痹之剂，文献记载相当丰富。《类证治裁·痹症论治》云：“三痹各有所胜，用药以胜者为主，而兼者佐之。”治行痹以散风为主，用“防风汤”；治痛痹以温寒为主，兼疏风渗湿，参以益火，以辛温解凝寒的“加减五积散”主之；治著痹以利湿为主，兼祛风逐寒，参以补脾补气，以“川芎茯苓汤加芪、术”主之；治冷痹，以“巴戟天汤”主之；治热痹，以“千金犀角散”主之；治血痹，以“黄芪桂枝五物汤加当归”主之；治气痹，以“蠲痹汤”主之等。《备急千金要方》《外台秘要》收载较多，其中“独活寄生汤”至今仍应用于临床。

二、各家诊疗特色

四位先生对“痹病”的专论文献记载较少，囿于所获资料，笔者仅从先生们的专著、医案中“按图索骥”，探寻一二。

张绍重摘录萧龙友先生验案中有“关节痛”验案一则载于《中医杂志》[1]，患者素体阴虚，引动肝气而脾肾两亏，从

① 张绍重．萧龙友医案[J]．中医杂志，1958（02）：115-117.

本治疗，选用“台党参、全当归、小川芎、桑寄生、制乳没、补骨脂、黄玉金、骨碎补、川牛膝、赤白茯苓、川贝母、苦杏仁、干地黄、砂仁、生甘草、干藕节”，效如桴鼓，复诊时方药略加透骨草、真松节、广木香。

关于辨治痹病，施今墨先生[①]主张以阴阳为总纲，以表、里、虚、实、寒、热、气、血为八纲。以表里论之，大多风寒从表来，湿热自内生；初病多邪实，久病则正虚；初病在气分，日久入血分。施先生还创立“四证八法”，具体如下。

四证：风湿热证（痛痹、着痹均有）、风寒湿证（痛痹、着痹均有）、气血实证（痛痹多，着痹少，实是指邪实而言）、气血虚证（痛痹多，着痹少，虚是指正虚而言）。

八法：即散风、逐寒、祛湿、清热、通络、活血、行气、补虚八法。各法习用药物如下。①散风：羌活、独活、防风、秦艽、荆芥穗、麻黄、络石藤、豨莶草、海桐皮、海风藤、天仙藤、白花蛇。②驱寒：附子、肉桂、干姜、蜀椒、补骨脂、葫芦巴、续断、片姜黄、巴戟天。③祛湿：苍术、白术、赤白茯苓、薏苡仁、木瓜、牛膝、防己、桑寄生、五加皮。④清热：黄柏、黄连、黄芩、龙胆、栀子、石膏、知母、葛根、柴胡、忍冬藤、地骨皮、十大功劳叶、牡丹皮、丹参。⑤通络：蜈蚣、地龙、细辛、川芎、橘络、丝瓜络、桂枝、

① 刘钟华．施今墨痹证治验[J]. 中国社区医师，2009，25（11）：35.

桑枝、威灵仙、伸筋草、新绛。⑥活血：桃仁、红花、当归尾、延胡索、乳香、没药、赤芍、鸡血藤、茜草根、紫草、郁金、血竭。⑦行气：陈皮、半夏、木香、香附、桔梗、厚朴、枳壳。⑧补虚：人参、黄芪、鹿茸、地黄、当归、肉苁蓉、狗脊、杜仲、菟丝子、何首乌、枸杞子、山茱萸。

《古今名医临证金鉴·痹证卷（上）》有《清热平肝，渗化通络》一文，专门论述孔伯华先生治疗痹病的经验，篇中记载有先生用“清化达络汤”[①]（学者取其意而命名）治疗“腰脊强痛，不易俯仰”的医案。案之大意为先生认为“湿邪入络，肝家气盛”，是引起“脊骨痛楚，不易俯仰，筋络亦急”的病因。因此，治以“清通化湿达络，兼补肝肾”，精选旋覆花、赭石、半夏、杏仁、滑石、薏苡仁、威灵仙、桃仁、狗脊、杜仲、独活、桑寄生、竹茹、天仙藤、秫米、甘草组成“清化达络汤”，用于治疗“腰脊强痛，不易俯仰”，短期之内，得获奇效。有学者应用此方于临床效如桴鼓，认为孔先生从“湿热”论治思路新颖，辨治寻古创新，组方融疏肝降逆、通利三焦、清热化湿、补益肝肾、祛风除湿诸法为一炉，精妙不可言。在特色用药上，如有报道对桑寄生的运用[②]，总结孔先生治疗痹病48方，其中46方用到桑寄生，占

① 廖銛.名医效方——孔氏清化达络汤[J].浙江中医杂志，2008（01）：5-6.

② 杨利侠，朱西杰.北京名医孔伯华先生运用桑寄生特色探析[J].四川中医，2004（08）：1-2.

95.8%。孔老的病案中治疗湿热痹证的方药尤多，方中桑寄生用量为15~24g，清通渗湿，清透达络，补肝肾，强筋骨，且配以石膏、知母清热之品可迅速止痹痛。

《泊庐医案》中载有汪逢春先生治疗“结节性红斑”的验案。《泊庐医案》指出患者“两腿肿胀起瘰，既痛且痒，舌苔浮黄而厚，两脉弦滑且数。湿热下注，亟从宣痹化湿。大豆卷三钱，汉防己三钱……”，刘书珍等[①]根据“亟从宣痹化湿”之意，将方药命名为“汪氏宣痹化湿汤”，方解如下：方中汉防己、粉萆薢、海桐皮、嫩桑枝、丝瓜络、白鲜皮宣痹化湿，通络散结；大豆卷、茵陈蒿、地肤子、槟榔、赤猪苓、泽泻、薏苡仁、冬瓜皮清利湿热，白鲜皮、生甘草梢清热解毒，加入赤芍、牡丹皮凉血消炎，活血消肿。诸药合用，使湿热清，结节散，络脉通，肿痛消。

三、医案选注

1. 萧案

韩女，十七岁，一九五三年一月二十九日。

素体阴虚，故易动肝气，而脾胃两虚，两手关节作痛，两膝盖亦痛，周身无力而喉际发痒，直达胸部，人字骨下均不适。月经尚能如期而至，但瘀块甚多，腰腹有时亦疼。病

① 刘书珍，孙晋营，项淑英，等.民国名医验方治疗风湿性疾病举隅[J].实用中医药杂志，2016（32）：1019-1020.

久且沉，当从本治，不易收速效也。

台党参三钱，全当归四钱，小川芎三钱，桑寄生四钱，制乳没各三钱，补骨脂三钱，真郁金二钱，骨碎补三钱，川牛膝三钱，赤茯苓、赤芍、白茯苓、白芍各三钱，川贝母三钱，苦杏仁三钱（去皮尖，捣），干地黄四钱（砂仁一钱研拌），生甘草一钱，干藕节三枚。

二诊，二月一日。

药后各症皆轻。原方加透骨草四钱，甘松节四钱，广木香二钱，再进。

三诊，二月四日。

据述服改方后，手关节及膝盖痛均减，唯手指节骨仍刺痛，大拇指尤甚，胸部仍不适，小腹有时仍痛，依前法加减再进。

台党参四钱，桑寄生五钱，当归须四钱，伸筋草四钱，透骨草四钱，甘松节四钱，海风藤五钱，佛手尖十个（鲜者佳），骨碎补四钱，干生地黄五钱（盐砂仁研拌），山茱萸四钱（去核），宣木瓜四钱，鲜白茅根五钱，甘草梢三钱。

四诊，二月八日。

药后各症皆轻，病已向愈。原方加制乳没各三钱，小木通三钱，延胡索三钱（酒炒），鲜桑枝一尺，再进。

按：痹病是由于正气不足，卫外不固，风、寒、湿三邪痹阻经络，气血运行不畅而导致的关节肿大变形疼痛的病症。初诊辨证患者素体阴虚，脾胃两虚，以八珍为底，平补气阴，扶正祛邪，正所谓“正气存内，邪不可干”。加郁金、杏仁、砂仁舒畅肝肺胃之气，补骨脂、桑寄生、牛膝补肝肾，祛风湿之邪，标本同治。二诊在培元固本基础上，加透骨草散风祛湿，活血通络；甘松、木香理脾胃，开气郁。三诊、四诊效不更方，继续以扶正为基，桑寄生、骨碎补、山茱萸补肾强筋骨，伸筋草、海风藤、桑枝祛风散邪。

2. 孔案

（1）金男，六月初十日。

脾湿肝旺，由来已久，初患兼有风邪，以腿部痛起，渐至周身，肤如虫行，或痒或刺痛，症以右半身为重，按脉弦滑而数，左关独大而有力，痛已较久，姑予清化。

生石膏六钱，荆芥穗炭八分，当归身一钱，盐橘核四钱，桃仁二钱，杏仁二钱，龙胆钱半，赤芍二钱，胆南星一钱，地肤子三钱，炒川楝子一钱，知母三钱，川黄柏二钱，益元散四钱（布包），汉防已二钱。

按：暑月来诊，湿热为患。患者素体脾湿肝旺，脉弦滑而数，痛起下焦，痒痛兼见，可见风、湿、热三邪客而为痹。其左关独大，兼有肝郁化热。处方以辛寒之生石膏、苦寒之知母清泄暑热，益元散（六一散）、杏仁、防已清热利湿，荆芥穗炭、地肤子祛风化湿止痒，龙胆、川楝子、当归、赤芍、橘核清肝疏肝柔肝。诸药相合，共奏祛风清热化湿之效。

（2）关女，九月十一日。

湿乘血虚，郁阻经络，麻痹无定处，脘腹痞满，胸胁不畅，头晕津短，舌赤苔白，脉弦滑。亟宜平肝降逆，渗湿通络。

生牡蛎四钱（布包先煎），旋覆花三钱（布包），全瓜蒌八钱，玄明粉五分（拌），竹茹四钱，石决明六钱（研先煎），赭石二钱，夜交藤一两，枳实钱半，桑寄生五钱，生石膏六钱（研先煎），威灵仙二钱，六神曲三钱，朱莲心钱半，法半夏二钱，陈皮钱半，地骨皮三钱，藕一两，紫雪丹四分（分冲）。

按：症见麻痹无定处，脘腹痞满，舌赤苔白，脉弦滑。风、湿、热之邪困阻经络，郁而为痹。以温胆汤为底方，祛湿化痰，生牡蛎、旋覆花、石决明、赭石平肝息风，桑寄生、夜交藤、威灵仙强筋健骨，祛风除湿，标本同治。佐以少量紫雪丹清解气分湿热，祛风除痹。

3. 施案

张男，三十二岁。

其去年一月间曾患腰痛，连及右腿酸楚，不能直立，夜间痛甚不能安眠。曾住协和医院四十余日，近月余，斯症再发，已服西药及注射药针，并经针灸治疗，未见好转，舌质淡，苔薄白，脉象沉迟。

杭白芍四钱，狗脊五钱，宣木瓜三钱，川桂枝二钱，熟地黄三钱，茯苓、茯神各三钱，川附片三钱，春砂仁钱，乌梢蛇肉七钱，北细辛钱，油松节两，川杜仲三钱，沙苑子三钱，十大功劳叶五钱，川续断三钱，蒺藜三钱，酒川芎钱半，炙甘草三钱，虎骨胶（狗骨胶代）二钱（另烊兑服）。

二诊，服二剂无变化，药力未及也，拟前方加重药力。

杭白芍二钱，川桂枝二钱，川附片三钱，补骨脂三钱，巴戟天三钱，川杜仲三钱，川续断三钱，熟地黄三钱，春砂仁钱，北细辛钱，秦艽二钱，乌梢蛇肉七钱，茯苓、茯神各三钱，薏苡仁六钱，炙草节三钱，虎骨胶（狗骨胶代）二钱（另烊兑服）。

三诊，服前方三剂，已生效力，疼痛减轻，腰脚有力。前方加黄芪七钱，追地风三钱，千年健三钱，威灵仙三钱，去茯苓、茯神、薏苡仁。

四诊，服药三剂，更见好转，基本已不疼痛，行动便利，拟用丸方巩固。以三诊处方三剂共研细面炼蜜为丸，每丸重三钱。早午晚各服一丸。

按：“凡痹之类，逢寒则急，热则纵”，痛者，寒气多也，寒则气闭血凝，故痛。此案患者腰痛连及右腿酸楚，不能直立，夜间痛甚不能安眠。结合舌脉，从本而治。二剂药后，变化不大，拟前方加重药力。方取桂枝汤、狗脊饮、薏苡附子散等化裁。其中动物药选用“乌蛇肉”“虎骨胶”（狗骨胶代），《药性论》：“乌蛇肉，主治诸风顽痹，皮肤不仁，风瘙瘾疹，疥癣。”《本草简要方》：“虎骨去风，健骨，定痛。主治骨节风痹，挛急不得屈伸走疰疼痛，腰脚不随。”药后三剂，药力已现，守方加减，去茯苓、茯神、薏苡仁，加黄芪、追地风、千年健、威灵仙，营卫流行，痹之自通。诸药配伍共奏流畅气血，宣通经络，祛邪养正之功。诸症明显好转，再易丸药缓图以收工。

4. 汪案

（1）臧右，五十一岁，四月二十六日。

两手臂疼痛，不能高举，遍体作痒，两腿酸痛，左腿足浮肿，两脉细濡而涩。病属脾虚有湿，胃中酸酵不化，拟以宣痹和络，防转关节之痛。

大豆卷三钱（汉防己三钱同炒），焦薏苡仁一两，威灵仙三钱，豨莶草一两，西秦艽二钱（全当归三钱同炒），制半夏三钱，苍耳子三钱，怀牛膝三钱，淡附片钱五（川连七分同炒），制苍术三钱，海桐皮三钱，路路通三钱，赤茯苓、猪苓各四钱，嫩桑枝一两。

按：古人云：“半身以上，风受之也，半身以下，湿受之也……盖湿无风不行，如风在上，其湿从风以至者，则为风湿，是风是湿，非散不愈也。”此案，汪老针对脾虚有湿，胃中酸酵不化的病机，以“宣痹和络”之法疗痹。遣方用药，颇为精到。其中，大豆黄卷、豨莶草、海桐皮、焦薏苡仁、汉防己等品用药精良。大豆黄卷，甘平，主经痹、筋挛痛。豨莶草祛风除湿，强健筋骨，清热解毒，祛风湿作用甚显，又能清热化湿，皮肤湿痒或痹病偏于湿热者尤宜。海桐皮祛风除湿，利水和中，活血解毒。路路通，祛风活络，利水通经。嫩桑枝，祛风湿，通经络，利水气。《神农本草经》："苍耳子，主治风头寒痛，风湿周痹，四肢拘挛痛。"配合半夏、川黄连、赤茯苓、猪苓、淡附片等品，主次兼顾，共奏其功。

（2）张右，六十岁，一月二十二日。

一身尽疼痛抽掣，背部见风则冷，舌绛无苔，左脉弦滑有力，右细濡。肝郁不舒，寒湿痹于络分。拟以疏和营卫，分利化湿。

粗桂枝一钱，全当归五钱（上二味同炒），西秦艽二钱，赤茯苓皮四钱，大腹皮三钱（洗净），嫩桑枝一两，建泽泻三钱，焦薏苡仁四钱，逍遥丸四钱（布包），丝瓜络三钱，威灵仙三钱，佛手片三钱，四制香附三钱，香橼皮三钱。

二诊，一月二十五日。

背部形寒疼痛均愈，四肢酸楚，两足清冷不温，左脉弦滑有力，右部细濡。再以温和络分，疏调肝木。

粗桂枝钱五，全当归四钱（上二味同炒），西秦艽二钱（赤芍二钱同炒），威灵仙三钱，淡吴茱萸钱五（川黄连七分同炒），嫩桑枝一两，四制香附三钱，焦薏苡仁三钱，旋覆花二钱，逍遥丸五钱（同包），丝瓜络三钱，怀牛膝三钱，香橼皮二钱，鲜煨姜七分，大红枣十枚。

按：寒湿之邪痹于络分症见一身疼痛，抽掣，肝郁不舒，左脉弦滑有力。拟疏和营卫，分利化湿之法。其中，桂枝、当归同炒，协同作用，讲究药物炮制，取“药对”之意，两者配伍体现了汪老临证用药特点。成药入煎剂，主从不悖，协同佐制，是汪老用药的一大特点。此案以逍遥丸同煎，协同疏肝。药后背部形寒疼痛均愈。针对四肢酸楚，两足清冷不温，“疗寒以热药”倍桂枝，取“桂枝汤”之意，加吴茱萸，《日华子本草》：“吴茱萸，健脾通关节。”二诊秦艽与赤芍同炒，淡吴茱萸与川黄连同炒，尤为妙用。

月经不调

一、文献记载

月经不调是以月经周期及经量、经色、经质的异常为主要表现的病症。临床有月经先期、月经后期、月经先后不定期几种情况。

“血者阴之物，象月盈亏，应时而至，故谓之月水”。《妇科玉尺·月经》云：若“经贵乎如期，来时或前或后，或多或少，或月二三至，或数月一至，皆为不调。”月经不调是妇科常见病，也是导致其他妇科疾病的基础疾患。如《太平惠民和剂局方·论妇人诸疾》认为月经诸疾皆因“月经不调，或前或后，或多或少，或淋漓不止，或闭塞不通，肢体倦怠，困乏少力，饮食无味”。

“此未病之先，所当深察而调之者也。若欲调其既病，则唯虚实阴阳四者为要”。古代医家对月经不调的病因病机论述颇详。女子以血为本,《本草纲目·第四卷·百病主治药》云:“妇人经水不调，有血虚者后期，血热者先期，血气滞者作痛。”从“血”论不调。《圣济总录·妇人月水不调》云:“月水不调者，经血或多或少，或清或浊，或先期而来，或后期而至是也。盖由失于调养，而冲任虚损，天癸之气，乖于常度，故内经曰，任脉通，冲脉盛，月事以时下，言其有常度也。”从冲任失于调养论之。《普济方·月水不调》则言：“夫妇人月水不调，由劳伤气血，致体虚风冷之气乘也。若风冷之气客于胞内，伤于冲任之脉，损乎太阳少阴之经。”《景岳全书·妇人规》则从脏腑、情志、饮食等方面论述。其云：“经血为水谷之精气，和调于五脏，洒陈于六腑，乃能入于脉也。凡其源源而来，生化于脾，总统于心，藏受于肝，宣布于肺，施泄于肾，以灌溉一身，在男子则化而为精，妇人则上为乳汁，下归血海而为经脉。但使精气无损，情志调和，饮食得宜，则阳生阴长，而百脉充实，又何不调之有？苟不知慎，则七情之伤为甚，而劳倦次之。又或为欲不谨，强弱相陵，以致冲任不守者，亦复不少。此外则外感内伤，或医药误谬，但伤营气，无不有以致之。”《赤水玄珠·月经不调》云：“妇人月水不调，或因醉饱入房，或因劳役过度，或因吐血失血，伤损肝脾。但滋其化源，其经自通。”亦有从阴阳论之者，“阳太过则先期而至，阴不及则后时而来。其有乍多乍少，断绝不行，崩漏不止，皆由阴阳盛衰所致，是固不调之大略也”。经以月至，有常也。其来过与不及，皆谓之病。若荣血亏损，不能滋养百骸，则发落面黄，羸瘦燥热。燥气盛则金受邪，金受邪则为咳为嗽，为肺痈，为肺痿必矣。但助胃壮气，则荣血生而经自行。

论治该病，古之法则较完备，方法众多。东垣曰：“经闭不行有三。妇人脾胃久虚，形体羸弱，气血俱衰，而致经水断绝不行。或病中消，胃热善食，渐瘦津液不生。夫经者，血脉津液所化，津液既绝，为热所烁，肌肉渐瘦，时见渴燥，血海枯竭，病名曰血枯经绝。宜泄胃之燥热，补益气血，经自行矣。"《普济方·月水不调》云："大概妇人之病，以经脉如期为安。或有愆期，当审其冷热虚实而调之。先期而行者，血热之故也，法当清之。过期而行者，血寒故也，法当温之。然又不可不察其有无外邪，为之寒与热，而后投药也。夫血者阴物也，象月盈亏，应时而至，故谓之月水。女子冲任气血、经络不和，其血应至而未至，未应至而先至，或断或续，或多或少，血色有异，是月水不调之症也。"《太平惠民和剂局方·论妇人诸疾》中记载了多首方药，云："崩中败血，连日不止，与滋血汤。血气虚惫久冷，崩漏下赤白，五色不定，或如豉汁，可与温经汤、伏龙肝散、四物汤。月经不通，及室女月脉不行者，可与蒲黄散、逍遥散、大圣散、黑神散、琥珀泽兰煎、通真丸、活血丹、四物汤、地黄丸。"薛立斋曰："经云：二阳之病发心脾，有不得隐曲，为女子不月。故心脾平和，则百骸、五脏皆润泽，而经候如常。苟或心脾受伤，则血无所养，亦无所统，而月经不调矣。是故调经者，当理心脾为主。"丹溪先生亦曰："先期而至者，血热也；后期而至者，血虚也。窃谓先期而至者，有因脾经血燥，有因脾经郁火，有因肝经怒火，有因血分有热，有因劳役动火。过期而至者，有因脾经血虚，有因肝经血虚，有因气虚血弱。主治之法，脾经血燥者，加味逍遥散；脾经郁滞者，归脾汤；肝经怒火者，加味小柴胡汤；血分有热者，加味四物汤；劳役动火者，补中益气汤。其过期而至者，若脾经血虚，宜人参养营汤；肝经血少，宜六味地黄丸；气虚血弱，宜八珍汤。盖血生于脾，故云脾统血。凡血病当用苦甘之剂，以助其阳气而生阴血，俱属不足也。大凡肝脾血燥，四物汤为主；肝脾血弱，补中益气汤为主；肝脾郁结，归脾汤为主；肝经怒火，加味逍遥散为主。”《女科撮要·经候不调》云：“主治之法，脾经血燥者，加味逍遥散；脾经郁滞者，归脾汤；肝经怒火者，加味小柴胡汤；血分有热者，加味四物汤；劳役火动者，补中益气汤；脾经血虚者，人参养荣汤；肝经血少者，六味地黄丸；气虚血弱者，八珍汤。盖血生于脾土，故云脾统血。凡血病当用苦甘之剂，以助其阳气而生阴血，俱属不足。大凡肝脾血燥，四物为主；肝脾血弱，补中益气为主；肝脾郁结，归脾汤为主；肝经怒火，加味逍遥为主。”

二、各家诊疗特色

孔伯华非常重视肝肾之阴，认为阴虚阳亢、相火妄动是导致诸多疾病的根源。这一观点在《孔伯华医集》的医案中有充分的体现，其在疾病的病因中非常重视肝的因素，尤其是“肝热”“肝阳亢”，而在治疗中则多用“柔肝”“滋肾柔肝”“滋养柔肝”“滋水制阳邪”“抑肝”等治法。因为肝体阴而用阳，而且肝肾同源，所以要滋肾柔肝抑阳，他用药多选石决明、生牡蛎、生鳖甲、生海蛤、生珍珠母、生知母、生黄柏等以育阴潜阳，滋肾柔肝。

关于治疗妇科疾病,《孔伯华医集》中共记载妇科病症20个，医案138个，完整处方151个。共使用生石膏7次，使用频率约为4.64%，剂量在四钱到八钱，其中四钱1次、五钱2次、六钱3次、八钱1次。可用于闭经、崩漏、胎漏、滑泄、外感、杂病等病症的治疗。

施今墨重视气血辨证，在阴阳、表里、寒热、虚实八纲基础上结合临床实际，提出了十纲辨证。他认为:“若经水过多，或崩或漏，必须详辨气血、寒热、虚实。心主血，肝藏血，脾统血，前世医家治血证皆本诸于此。然崩漏之病虽是血证，亦必须治气；虽多属虚证，亦不宜补、止太过；虽多为热证，亦不可用药过寒。辨证不能拘于一偏，用药尤须有技巧。”

三、医案选注

1. 萧案

（1）龚女，三十岁，一九五一年六月二十九日。

脉见弦滑，据述经水向来不准，但多少不一，自流产后肢体便觉疲乏，腰际牵及臀部时作酸痛，经来色淡而量少，淋漓不断。此肝脾两虚之故，法当从本治。

台党参四钱，焦冬白术三钱，炒枳壳二钱，桑寄生四钱，全当归四钱，小川芎三钱，大熟地黄五钱，肉桂心二分（研），山茱萸三钱（去核），东阿阿胶四钱（蛤粉炒珠），土炒杭白芍三钱，荆芥炭三钱，醋香附三钱，炙甘草二钱，鲜生姜三钱，大枣三枚。

二诊，七月三日。

据述服前方尚安，带下已净，唯小腹偏右有时抽痛，且汩汩有声，小溲仍红，往往带出白浊一点，臀际仍痛。血虚有热，仍当从本治。

台党参四钱，延胡索三钱（酒炒），全当归四钱，小川芎三钱，大生地黄五钱，酒黄芩、酒黄柏各二钱，杭白芍四钱（土炒），山茱萸三钱（去核），大腹皮三钱，牡丹皮三钱，六神曲三钱（布包），炒黑栀子三钱，制乳香、制没药各二钱，真郁金三钱，生甘草二钱，生藕节五枚。

按：小产后疲乏、腰骶酸痛，经色淡而淋漓不止，此为脾肾两虚，而肝气郁滞，以八珍汤加减，阿胶厚味补血，香附行气解郁，荆芥炭升清止血。二诊仍有腰痛，下血，右腹抽痛，且有肠鸣，以圣愈汤减黄芪，合延胡索、乳香、没药活血化瘀，栀子、牡丹皮、黄芩、黄柏清热泻火，藕节凉血止血。

（2）宁女，三十一岁，一九五二年七月四日。

脉不和畅，据述癸事一直不调，数月一行，业经两年，此次更月余未至，呃逆干呕，有时吐苦水，其色黄，大便干结，小溲黄短。内热极重，当标本兼治。

南沙参四钱，炒栀子三钱，牡丹皮三钱，淡竹茹三钱，酒黄芩、酒黄柏各二钱，天花粉四钱，桑寄生五钱，肥知母三钱，川贝母三钱，真郁金三钱，白蔻仁二钱，赤茯苓、赤芍各三钱，六一散四钱（冲服），生荸荠三枚（捣），鲜荷叶一角（带梗五寸）。

二诊，七月七日。

药后病无出入，良由素体孱弱，肝脾两虚，故经来不常，乃血贫之故。肝气太旺，肝胃不和，食物不甘，夜眠不安，法当从本治。

北沙参四钱，真郁金三钱，全当归四钱，小川芎三钱，醋香附三钱，沉香曲三钱（布包），干生地黄四钱（砂仁二钱研拌），桑寄生五钱，肉苁蓉四钱，夜交藤八钱，杭白芍五钱（土炒），酒黄芩、酒黄柏各二钱，六一散四钱（冲服），鲜荷梗一尺。

三诊，七月九日。

脉略见平，唯胃部不和，食物尚作呃逆，痰邪未尽，大便仍干，小溲已清。中气不调，仍当从本治，贫血之身，宜小心将护。

台党参二钱，土炒白术二钱，麸炒枳壳二钱，酒黄芩三钱，淡竹茹三钱，炒栀子三钱，生稻芽、熟稻芽各三钱，沉香曲三钱（布包），当归身三钱，炒白芍四钱，肉苁蓉四钱，甘草梢二钱，鲜荷叶一角（带梗五寸）。

四诊，七月二十一日。

药后胃纳渐开，呕吐已减，然有时作噫，肢体疲乏。仍是血贫失养之故，仍当从本治。不可劳累，小心将护为要。

台党参四钱，土炒白术三钱，真郁金三钱，沉香曲三钱（布包），桑寄生五钱，肉苁蓉四钱，抱木茯神四钱，干生地黄四钱（砂仁二钱研拌），杭白芍四钱（土炒），小川芎三钱，生甘草一钱，鲜荷叶一角（带梗五寸）。

五诊，七月十四日。

月经至今未至，晨起仍作恶心，中气仍短，胸次胀满，食物不甘，两眼干涩，后背酸痛。此皆气血两虚之象，当以调经养血为治。

老黄芪四钱，台党参三钱，真郁金三钱，酒黄芩三钱，制乳香、制没药各三钱，当归须四钱，小川芎三钱，狗脊三钱（去毛），沉香曲三钱（布包），苏木三钱，通草三钱，赤茯苓、赤芍各三钱，生甘草三钱，鲜荷梗一尺。

六诊，七月二十二日。

月经三月余未至，食物作恶，心跳气短，腹中似有包块为患，夜眠仍不安。屡进养血调经之剂，病无出入，姑再拟一方以消息之。

台党参四钱，朱茯神四钱，真郁金三钱，杭白芍四钱（土炒），酒黄芩三钱，狗脊三钱（去毛），干地黄四钱（砂仁二钱研拌），生甘草二钱，鲜荷梗一尺。

按：月经失调，数月一行，呃逆干呕，便干溲黄，为肝气犯胃，胃火炽盛而失于和降，炒栀子、牡丹皮清泻肝火，黄芩、黄柏、竹茹、知母清降胃火，天花粉、川贝母佐金平木，合南沙参、荸荠滋养阴液，赤茯苓、六一散导热下行。二诊仍以芩柏四物汤合北沙参清热养血，桑寄生、肉苁蓉温补肝肾，而以沉香曲、砂仁、荷梗理气开胃，先后天共同调理。四诊呕吐减，胃纳开，效不更方，党参、炒白术斡旋中焦。五诊气短胸胀，纳物不香，目涩背酸，仍为脾胃气虚，气血生化乏源，与圣愈汤加减，以乳香、没药、苏木理血中之滞，沉香曲、荷梗理中焦之气，黄芩、通草、赤茯苓泻火利尿。

2. 孔案

（1）鲍女，九月初二日。

血虚为湿热所郁，血分失和，汛期反迟，经络失畅，寒热皆畏，疲乏甚，舌苔白腻厚，运化力差，脉弦滑而数。宜清滋和血，调中达络。

赤小豆六钱（布包），炒牡丹皮二钱，焦麦芽三钱，鸡血藤四钱，延胡索四钱，川萆薢四钱，川厚朴花二钱，桑寄生八钱，赭石三钱，旋覆花三钱（布包），桑叶三钱，生川牛膝四钱，生滑石块五钱，茵陈四钱，荷梗尺许，青竹茹四钱。二剂。

按：湿热阻闭血络，以萆薢、茵陈、滑石、竹茹清利湿热，兼与赤小豆分利湿热，旋覆花、代赭石、焦麦芽化痰降胃导滞，除痰湿之根，使胃气和而气血得养，桑叶清宣气分之热，丹皮凉血分之热，元胡、鸡血藤、川牛膝活血通络，消除血分郁滞，桑寄生补肝肾。

（2）丁妇，六月二十日。

血分虚燥，经不待期，肝空失养，上犯中土，气机横逆，运纳皆钝，脉弦滑而数。亟宜滋化和中，柔肝化气。

生龙齿四钱，生牡蛎三钱（同包先煎），血余炭三钱，牡丹皮一钱，谷芽三钱，稻芽三钱，盐水炒芡实米三钱，炒山药三钱，赭石一钱五分，旋覆花一钱五分（布包），赤小豆三钱，生侧柏叶三钱，乌药二钱，鸡内金三钱，合欢皮三钱，知母三钱，益元散三钱（包），藕一两。

按：血室虚热而空，肝木失养，横逆犯胃，以血余炭养血止血，侧柏叶凉血止血，佐以牡丹皮清血分之热，益元散、赤小豆导热下行，生龙齿、生牡蛎、赭石平肝气，旋覆花、谷芽、稻芽、鸡内金降胃气导积滞，开胃助运，山药、芡实补中焦，生气血，固血脉。

3. 汪案

（1）顾右，三十三岁，十月二十二日。

经停两月，一身疼痛，胸闷胁胀，腰酸腹痛，舌苔白腻，口淡无味，食少恶心，两脉细涩，一派肝郁脾困之象。拟以“逍遥”与“启脾”之味同治。

银柴胡一钱（水炙），当归身三钱，全瓜蒌五钱（薤白头三钱同炒），陈香橼钱五，制香附三钱，杭白芍三钱（赤芍钱五同炒），台乌药钱五，真郁金二钱，秦艽二钱，淡吴茱萸钱五（川黄连七分同炒），延胡索钱五，苦楝子钱五（炒打），焦麦芽钱五，鸡内金三钱，丝瓜络三钱，沉香曲四钱（布包）。

二诊，十月二十四日。

药后两脉渐起，胸胁腹部胀痛，均渐减轻。舌苔白腻，胃纳不开。拟再以“逍遥”法，佐以和中之味。

银柴胡一钱（水炙），厚朴花钱五，香橼皮三钱，小青皮钱五，制香附三钱，淡吴茱萸钱五（川黄连七分同炒），真郁金钱五，花槟榔三钱，赤芍二钱（枳壳钱五同炒），全当归三钱，秦艽二钱同炒，延胡索钱五，焦麦芽四钱，新会陈皮钱五，鸡内金三钱（香砂仁钱五同炒），越鞠保和丸四钱（匀两次，药送下）。

三诊，十月二十八日。

屡进调气和中之剂，诸恙均减，胃纳日增，癸事已通，其势不畅，舌苔白，两脉弦滑。拟再以疏和运中。

紫苏叶一钱，全当归三钱，香橼皮二钱，嫩桑枝五钱，逍遥丸四钱（布包），真郁金钱五，延胡索钱五，丝瓜络三钱，制香附三钱，赤芍药钱五，枳壳钱五同炒，焦麦芽四钱，藕节二十个，鸡内金三钱（香砂仁钱五同炒），新会陈皮钱五，沉香曲三钱（布包），济坤丹一丸（药送下）。

按：经停两月，一身疼痛，是肝气郁滞、血脉不和与脾虚湿滞共存，故以逍遥散疏肝解郁，和血通滞，启脾丸健脾化湿行滞，二三诊症状减轻而仍有，效不更方，仍师前法。

（2）白右，四十二岁，八月二日。

癸事一月数至，烦劳动怒则胸闷心跳。舌苔浮黄而厚，两脉弦滑而大。营虚肝旺，冲任失调。拟以先治厥少二阴。

逍遥丸五钱（布包），制半夏三钱（粉甘草一钱同炒），夜交藤五钱，佛手花一钱，杭白芍五钱（枳壳一钱同炒），四制香附三钱，墨旱莲三钱（女贞子三钱同炒），枯黄芩钱五，怀生地黄五钱，朱茯神四钱，嫩桑枝一两，藕节二十个，干荷叶三钱，丝瓜络三钱。

二诊，八月五日。

癸事将净，心跳渐缓，舌苔黄厚，口渴思饮，左脉渐平，右脉仍见滑大。拟再以疏肝柔养，兼治阳明。

逍遥丸四钱（布包），夜交藤五钱，制半夏三钱（粉甘草一钱同炒），嫩桑枝五钱，丝瓜络三钱，杭白芍五钱，墨旱莲四钱，制香附三钱，枳壳片钱五（炒），枯黄芩钱五，制女贞子三钱，佛手花一钱，香稻芽四钱，怀生地黄五钱，藕节二十个，益元散五钱，鲜荷叶一角。

三诊，八月七日。

癸事已净，诸恙随之而安。食后中脘胀满不舒，大便失调，舌苔黄渐化，两脉弦滑。拟再以调治阳明，以善其后。

香砂枳术丸四钱，范志神曲三钱（上二味同包），鸡内金三钱，鲜佛手三钱，大腹皮二钱（洗净），香稻芽四钱，麸枳壳一钱，香砂壳一钱，厚朴花一钱，新会陈皮钱五,四制香附三钱，瓜蒌皮四钱。

按：月经一月数行，劳累与情绪波动后容易心悸，为心血失养之象，兼有肝火上炎，湿热停滞。舌苔黄厚，兼有湿滞。生地黄、二至丸清热养阴，以白芍酸敛阴血，藕节凉血止血，黄芩、朱茯神清泻肝火，合夜交藤，交通心肾。逍遥散疏肝解郁，合枳壳、香附、佛手疏理肝脾之气，半夏、荷叶化痰利湿，丝瓜络、桑枝清透郁热，和血通络。二诊心悸减轻，左脉见平为肝火势折之象，而口干、苔黄厚、又脉滑大，为胃火炽盛，故治以泻阳明，前方减朱茯神，加益元散。三诊月经止，唯余中脘胀满，以香砂枳术丸合消导之品善后。